新版・科学者たちが語る食欲

食欲人《しょくよくじん》

EAT
LIKE THE ANIMALS

デイヴィッド・ローベンハイマー
スティーヴン・J・シンプソン
櫻井祐子［訳］

サンマーク出版

ジャクリーン、ゲイブリエル、ジュリアン、ジャン、フレッドに捧ぐ

デイヴィッド・ローベンハイマー

レスリー、アラステア、ニック、ジェンに捧ぐ

スティーヴン・J・シンプソン

新版刊行によせて、日本のみなさんへ

本書初版がアメリカとイギリスで刊行されたのは２０２０年3月、折しも新型コロナウイルスの出現によって世界が閉ざされようとしていた頃のことだ。パンデミックの急拡大とその壊滅的影響を受けて、国際社会は大規模な対応を講じ、驚くほどの短期間で危機を収束させた。

だがその間も今もずっと、コロナよりもさらに危険性の高い、古くからのより大きなパンデミックが蔓延を続けている——**貧弱な食事と肥満、代謝性疾患の連鎖**だ。なぜこの危機は収束していないのだろう？　また、どうしたら防げるのだろう？

本書は、私たちが35年以上の研究を通じて、これらの問いへの新しい答えを意外な場所で発見するまでの軌跡を描いた物語である。

この新版を準備するにあたって、これまでの探究の旅を振り返り、それをお伝えできるのを大変うれしく思っている。世界の関心がコロナに向かう中でも、本書が日本のみなさんにこれほどまでに受け入れていただけたことは、とくにありがたかった。

本書はニュー・サイエンティスト誌の年間ベストブックに選出され、現時点で世界11言語に翻訳され、世界中の読者や研究者からも大きな反響を得ている。

みなさんはこう思っているかもしれない。

本書が刊行されてから何が起こったのだろう？

本書の物語は、新しい証拠によって揺らいだり、変わったりしていないだろうか？

ひとことで言うと、答えは「ノー」だ。**私たちの研究チームや世界中の研究者たちのさまざまな分野での発見により、本書で示した考えはさらに裏づけられている。**

ネタバレは控えるが、本書を読み終えた頃にはあなたも栄養の天才になり、本書の知識とアドバイスを活かして、健康で楽しい食事を自然に送れるようになっているはずだ。

そのためには、本書を最初から最後まで通して読んでほしい。

序章

科学者が「食欲」について調べた全記録

ステラは南アフリカのケープタウン郊外の集落に暮らしていた。

彼女はそこに住む25人の大人の1人で、40人もの子どもをもうけていた。集落はテーブルマウンテンのふもとにあり、ワイン畑や松の植林地、ユーカリの群落、自然の灌木《かんぼく》植生地、いくつかの郊外集落に囲まれた、静かな環境だ。

ケリー・ジョンソンは、ニューヨーク市からやってきた人類学専攻の若い学生だ。卒業論文のテーマに、ほぼ完全に自然の食品だけを食べているウガンダ農村部の集団の栄養状況を選んだが、指導教官の勧めもあり、自然食品だけでなく、糖分や脂肪分の多い加工食品も食べる集団を調査対象に含めることにした。

そんなわけでケリーはケープタウンに向かい、ステラと出会ったのだ。

「食べたいもの」を食べて完璧な栄養状態のステラ

ケリーは専門分野の標準的な研究手法に従い、調査対象を朝から晩まで観察して、どの食品をどれだけ食べたかを記録した。またそれぞれの食品のサンプルを研究所に回し、栄養組成を分析して、毎日の食事の詳細な記録を得た。

だがこの調査は、ある1点で画期的だった。複数の対象を何日かに分けて追跡する代わりに、ステラだけの食事を30日間連続で追跡したのだ。

こうしてケリーは、ステラとその食生活をつぶさに知るようになった。


ケリーはそこで興味深い行動を目にした。

ステラの食事は驚くほど多様だった。30日間で食べた食品は90種類近くにも上ったうえ、毎日自然食品と加工食品を様々な組み合わせで食べた。つまり、ステラにはとくにポリシーはなく、その時々に食べたいものを食べているように見えた。

栄養研究所から上がってきたデータも、同じことを物語っているようだった。ステラの食事に占める脂肪と炭水化物の割合は、彼女が毎日多様な食品を食べ、日によって食べるものが違っていたことから予想されたとおり、日によって大きく変動した。


だがケリーはその後、ある発見をした。

毎日の炭水化物と脂肪からの摂取カロリーの合計と、タンパク質からの摂取カロリーとの関係をグラフにしたところ、両者の間に固定的な関係が見られた。

食事のバランスを測るとても重要な尺度である、食事中のタンパク質／脂肪・炭水化物比は、ステラが毎日何を食べようが、ひと月の間ずっと変わらなかった。

それだけではない。「タンパク質1に対し、脂肪と炭水化物が5」という、毎日の栄養素の摂取比率は、ステラの体格の健康的な女性に最適な栄養バランスであることが実証されていた。

ステラは食べ物に関するポリシーがないどころか、自分の健康にとってどんな食事が最適か、どうやってそれを実現するかを知り尽くし、それをこの上なく正確に実行していたのだ。

「ヒヒ」のヒトより健康な食事

だがステラは自分の食事を、どうやってそこまで正確に把握していたのだろう？　多くの食品を組み合わせてバランスの取れた食事にすることの大変さを、ケリーはよく知っていた――プロの栄養士でさえ、コンピュータプログラムを使って管理しなくてはならないほどだ。

ステラは栄養学の専門家だったのだろうかと考える人がいるかもしれない。ただ……**ステラは人間ではなく、ヒヒだった**。

じつに不可解な話だ。私たち人間は正しい食事をするために山ほどのアドバイスを必要とする。

それなのに、野生に暮らす人間の近縁であるヒヒは、どうやら直感だけで、それをやすやすやってのけているようなのだ。なぜそんなことができるのだろう？

この謎を探る前に、さらに不思議な物語をもう1つ紹介しよう。

この話はシドニー大学の研究員、オードリー・デュシュトゥールから始まる。

「粘菌」は食べ物を選んでいる

ある日オードリーは実験の準備のために、外科用メスを手に取って、ネバネバした粘菌の塊を小さな断片に切断した。かたわらのベンチの上には、数百枚のペトリ皿が整然と並べられていた。

それからオードリーは、黄色いベトベトの断片を1つずつピンセットでつまんで、ペトリ皿の中央に注意深く置き、フタで覆った。各皿には、タンパク質と炭水化物の小さなブロックが1つずつ、またはタンパク質と炭水化物の比率の異なる11種類のゼリー状のさらに小さな培地（餌）を輪状に並べたもののどちらかが置かれていた。

オードリーはすべての皿に粘菌のかけらを置き終えると、まとめて大きな段ボール箱にしまい、一晩放置した。

翌日、箱を開けて、皿をベンチの上に並べ直した。皿を間近で見た彼女は驚愕した。すべてのネバネバが、一夜にして変化していた。粘菌はタンパク質と炭水化物の2種類の餌ブロックを与えられると、両方の栄養素に菌糸を伸ばし、それぞれのブロックにちょうど届く長さになったところで、それらの混合物を取り込んだ。そして、摂取された混合物のタンパク質対炭水化物比は、どの皿の場合もぴったり2：1だった。

さらに信じられないことに、粘菌は11種類の餌ブロックが並ぶ皿に置かれると、菌糸を皿の中央から伸ばしていき、**タンパク質対炭水化物比が2：1の混合物を含むブロックだけにコロニーを形成し、ほかのブロックを無視した**のだ。

「単細胞生物」の正確無比な食事

タンパク質対炭水化物比が2：1の食餌の、何がそんなに特別なのだろう？

この謎が解けたのは、オードリーがタンパク質と炭水化物の比率を様々に変えた混合物を含む皿に、粘菌のかけらを置いたときだ。翌日見てみると、成長していない粘菌もあったが、残りの粘菌は劇的な成長を遂げ、脈動する黄色いレースのような糸状の構造を、皿全体に網のように張り巡らしていた。

その後オードリーが粘菌の成長をグラフにマッピングすると、山型の輪郭が現れた。

タンパク質対炭水化物比が2：1の栄養物の上に置かれた粘菌が成長曲線の頂点に位置し、それよりもタンパク質の比率が低く炭水化物の比率が高くなるにつれて、またはその逆にタンパク質比率が高く炭水化物比率が低くなるにつれて、粘菌の成長は減少した。

つまり、粘菌は食餌を自由に選ぶ機会を与えられたとき、健康的な発達に最適な栄養素の比率を正確に選び取ったことになる。

オードリーが研究していた、この「栄養の叡智」をもつ黄色い粘菌は、「モジホコリ」と呼ばれる生物だ。モジホコリはめったに姿を見せないが、ほかの粘菌や菌類と同様、世界中の林床の朽ちた木や落ち葉、土壌の中でひっそり暮らしている。

モジホコリは数百万の核をもつ単細胞生物で、小さなかけらから自己再生する能力をもち、巨大なアメーバのように這い回り、独自の複雑な管の網状構造を発達させ、それらを脈動させて栄養分を全身に行き渡らせる。

触手を伸ばし、それを使って何でも好きなものをつかんで食べることができる、少々気味が悪いが魅惑的な生き物だ。

生物が「食べる」と決めるメカニズム

だが、たとえ百歩譲って、ヒヒのステラが賢明な栄養選択をしていることを認めたとしても、脳や中枢化された神経系はおろか、器官も手足さえもたない単細胞生物が、どうやってこれほど複雑な食餌の選択を行い、実行に移すことができるのだろう？

私たちもこの謎に困惑し、専門家の意見を仰ぐことにした。

ジョン・タイラー＝ボナー教授は、チーク材のベンチの上で静かに燃えている、むき出しの青いブンゼンバーナーでコーヒーを淹れ、実験用ビーカーに注いでスティーヴ（スティーヴンの通称）に勧めてくれた。

スティーヴが粘菌の生態の第一人者であるジョンと、オードリーの研究結果を議論していたこの場所は、ジョンのオフィスである――ジョンがプリンストン大学生態学・進化生物学部で教え始めた１９４７年以来一度も改装されていない、時間が止まってしまったかのような空間だ。

ジョンは粘菌研究の草分け的存在で、その研究は鳥群や魚群、人の群れ、グローバル企業といった、分散した主体間の複雑な意思決定に関する研究の根幹となっている。

ジョンの説明によると、粘菌の各部が周囲の栄養環境を感知し、それに応じて反応する。その結果粘菌の塊全体が、まるで意識をもつ生物であるかのように行動し、最適な食料源――良好な健康を保障するバランスの取れた食餌――を探し当て、その目的にそぐわないものは退けるのだという。

粘菌は、意識をもった生物である人間よりも優れた栄養バランスを実現しているのかもしれない。そしてもうおわかりかと思うが、このことは本書のテーマと大いに関係がある。

なぜ昆虫学者である私たち2人が、人間の食事と栄養、健康という、その道の専門家によってさんざん論じられてきたテーマで本を書くのだろう？

もともとそんなつもりはなかった。私たちは科学者としてのキャリアを通して、またとくに32年間におよぶ2人の共同研究の最初の20年間を通して、自然界の最古の謎の1つを解明するために、昆虫を研究してきた――**生物は何を食べるべきかをどうやって知るのだろう？**

この謎に答えることができれば、生命そのものに関するきわめて重要で、おそらく有益な知識を得られるだろう。そしてそれは昆虫だけでなく、人間にとっても重要な知識になるはずだ。

物語を最初から語ろう。

2章 栄養

動物は計算なしで「ベスト・バランス」を食べる

3章 栄養幾何学

「グラフ」にしたらとんでもないことがわかった

4章 食欲

あなたを動かす「欲望」の正体

5章

本能

生物としてもつ完璧な適食本能

6章

ヒト
人間もバッタも「タンパク質」ファースト

7章

タンパク質

「スリム」か「寿命」か

8章 人間に近い種

長寿の仕組みは「イースト細胞」も「ヒト」も同じ

9章

食環境

科学者が命を賭して観た現実世界

10章

食環境2

それはもう、「あるべき世界」とあまりに異なる

11章

現代

「人間」にとって破滅的な食環境

12章

金銭欲

人間に特有の欲

13章

肥満

「胎児」のときに運命が決まっているかも

14章

教訓「正しい知識」で食べる

＊本文中の〔　〕は訳注を表す。

装丁 ▪ 井上新八
本文デザイン・DTP ▪ 荒井雅美（トモエキコウ）
編集協力 ▪ 株式会社鷗来堂
編集 ▪ 梅田直希（サンマーク出版）

1章

バッタ
タンパク質のためなら「共食い」もいとわない

1991年、私たちはオックスフォード大学自然史博物館のスティーヴのオフィスで、コンピュータの前に座っていた。

当時私たちは、それまで試みた中で最も大規模な摂食実験を終えたところだった。実験の対象は、これから説明する研究にうってつけの、特別な種類の「バッタ」だ。

この日の話し合いの中で、栄養へのまったく新しいアプローチが生まれることになるとは、このときまだ知るよしもなかった。

動物は「ベストな食べ物」を知っている？

私たちはこの研究で2つの問いに答えを出そうとした。

第一に、動物は「自分にとって何が最適か」という基準で、食べるものを決めているのだろうか？

第二に、もし何らかの理由で最適な食餌を摂れず、やむなく別の食餌を摂るとき、どうなるのだろう？

私たちは実験室で、バッタなどの草食性の昆虫が摂取する二大栄養素である、タンパク質と炭水化物の比率の異なる25種類の餌を注意深く作成した。高タンパク質／低炭水化物食（人間でいえば肉に相当）から、高炭水化物／低タンパク質食（米に相当）までの様々な比率の餌ができた。

これらの餌は、成分こそ異なるが、外見は見分けがつかなかった。市販のケーキミックスに似た、乾燥した粉末状で、昆虫はそれを好んでいるように見えた。

それぞれのバッタは与えられた1種類の混合物だけを、脱皮して成虫になるまでの期間、好きなだけ食べることができた。その期間は餌の種類によって異なり、最短9日間から最長3週間までだった。

実際の作業はとても大変だった——苦労して25種類の餌を準備し、200匹のバッタの1匹ずつに与え、それから各個体の毎日の摂取量を綿密に測定する必要があった。

栄養は「生物学」である

実験期間中、私たちは動物学部棟の奥深くにある、室温32度——砂漠のバッタが生息可能でかつ人間にも許容できる温度——に保たれた蒸し暑く狭苦しい実験室で、永遠にも思える時間を過ごした。

バッタは1本の金属製の止まり木と、0・1g単位で測定された餌の載った小皿、そして水皿が入れられたプラスチック製の箱の中で、1匹ずつ飼育された。

毎日バッタの餌皿を取り出し、汚物処理業者のように、餌皿と箱からバッタの糞を丁寧に取り除いた。餌を与える前と後の餌皿の重さを量り、排泄物を分析して、バッタがどれだけの餌を摂食、消化したかを計算した。

次に餌皿を乾燥機に入れて水分を飛ばし、それから100分の1gまで測定可能な電子はかりを使って、もう一度重さを量った。摂食前と後の餌皿の重さの差を測定することで、昆虫がその日どれだけ食べたかを算出し、それをもとにタンパク質と炭水化物の摂取量を正確に知ることができた。

この作業を200匹すべてのバッタについて、脱皮して羽の生えた成虫になるか、その前に死ぬまでの間、来る日も来る日もくり返した。脱皮までに要した日数を記録し、昆虫の体重を量り、脂肪と除脂肪組織がどれだけ増えたかを分析した。

そしてとうとう、スティーヴのコンピュータの前に並んで座り、実験の結果を知るときがやってきたのだ。

だがその結果を理解してもらうために、まずは自然環境でのバッタの生態について説明しておこう。バッタはオックスフォードの地下実験室で暮らしながら進化したわけではないからだ。

また本書を通じて示すように、**ヒトを含む種がどんな生物学的環境で進化を遂げたかを理解しない限り、栄養に関するどんなことも意味をもたない。**

「サバクトビバッタ」はNY1週間分の食料を1日で食い尽くす

北アフリカのどこかに2匹のバッタの幼虫がいる。

1匹はひとりぼっちで育った。この地域では何か月も雨が降らず、ほかのバッタに出会うことはめったにない。彼女はまわりの植生に溶け込むような、美しい緑色の体をしている。単独行動を取り、警戒心が強く、ほかのバッタから離れようとする。それもそのはずで、1匹なら隠れることができても、大きな群れになれば腹を空かせた鳥やトカゲ、捕食クモのいらぬ注意を引いてしまうからだ。

もう1匹のバッタは別の場所で、群れで育った。そう遠くない前に雨が降り、仲間の大勢のバッタとともに豊かな植生を食している。彼女は群れるのが大好きだ。鮮やかな体色をもち、とても活動的で、すぐに集団をつくる。こうした大群は、統制の取れた「マーチングバンド」と化し、ひとたび羽の生えた成虫になれば、飛行する大群となって、アフリカやアジアの広大な地域を移動する。

北アフリカに異常発生するサバクトビバッタの大群は数千億匹におよび、たった1日でニューヨークの全住民の1週間分の食料を食い尽くすこともある。とくに農業地帯に移動した場合の被害は甚大だ。

2匹のバッタは、種が違うわけではない——実際、姉妹だったとしてもおかしくない。

この種のバッタはどの個体も、単独で育つか群れで育つかによって、おとなしい緑のバッタになることも、群れをなす社交的なバッタになることもできる。

1つの相から別の相へ変異するプロセスは、すばやく起こる。孤独相の緑のバッタを群れに入れると、1時間と経たないうちにほかのバッタから離れようとするのをやめて群れに引き寄せられ、数時間もすればマーチングバンドの一員となる。体色もまもなく緑色から鮮やかな色に変わる。

これが「密度依存的な相変異」と呼ばれる現象であり、スティーヴの研究グループが長年かけて理解しようとしていたことだった。

触れ合うことで「巨大な群れ」になる

私たちは当初、次の疑問をもっていた。

群れの中にいることの何が相変異を引き起こすのだろう？　ほかのバッタからのどんな刺激が、変異の引き金を引くのだろう？　ほかのバッタの姿を見ることなのか、匂いなのか、音なのか？

私たちが発見したカギは、「接触」だった。食用に適した植物の量が限られているとき、孤独相のバッタは望む以上にほかのバッタに近い場所で餌を探さざるを得なくなる。

集まったバッタは押し合いへし合いになり、この物理的接触が、反発から引き寄せへの変異を引き起こすのだ。

いったん十分な数の社交的なバッタが集まると、突然、まるで心が1つになったかのように、集団全体が見事に統制の取れた動きを見せ、隊列行進を始める。

行進を開始するという集団的決定が、群れ内の近くのバッタとの単純接触によって生まれることを、スティーヴたちは明らかにした。いいかえれば、バッタにはリーダーも階層的な統制もない。それなのになぜ行進が起こるかといえば、すべてのバッタが「まわりのバッタの動きに合わせる」という、同じ単純なルールに従うからだ。バッタの群れはいったん臨界密度に達すると、それより1、2匹増えただけで、突如として集団的な、統制の取れた動きを取るようになる。そして恐怖の行進が始まる。

もちろん、私たちはなぜバッタが「まわりのバッタの動きに合わせる」という単純なルールに従うのかを、まだ理解していなかった。ただ、もしかすると、「栄養」が関係しているのではないかと推測していた。

この謎が解けたのは、バッタの類似種であるモルモンコオロギを研究していたときのことだ。しかも、その背後にはおどろおどろしい動機があった。

草食のコオロギが「共食い」を始めた

モルモンコオロギは、飛べない大型の昆虫で、アメリカ南西部に生息し、何キロも続く群れで行進する。1848年にユタ北部のソルトレイクに到達したモルモン教徒の開拓者の初めての収穫を壊滅させせようとしたことから、この名がついた。

人々はこの破壊になすすべもなく、飢え死にしかけたそのとき、カモメの群れが飛来し、コオロギを全滅させせて窮地を救った。今ではソルトレイク寺院にこのできごとを記念する碑がある。カモメはユタ州の州鳥にもなっている。

この頃スティーヴはユタ州にいて、研究仲間のグレッグ・ソード、パット・ローチ、イアン・クーザンとともに、モルモンコオロギの群れを調べていた。動きを合わせて行進を始めるという、突然の決定の背後にある理由を発見したのは、このときである。

ここからはスティーヴに話を譲ろう。

私たちの調べていたコオロギは膨大な数に上った。研究仲間のグレッグとパットは、ヤマヨモギが生い茂る地を毎日2キロも北上するコオロギの大群を無線で追跡していた。

これほどの数のコオロギがなぜ行進していたのか、そのヒントを教えよう。

私たちはコオロギの一群が幹線道路を横断する様子を5日続けて記録した。コオロギが車に轢かれると、その真うしろにいるコオロギが立ち止まって死骸を食べた。そして車に轢かれた。

まもなく、くるぶしが埋まるほどの死骸が積み上がり、脂でギトギトした体液を片づけるために、除雪機を手配しなくてはならなかったほどだ。

だが、なぜ草食性の昆虫が、集団自殺に至るまで共食いをしたのだろう？　周囲には豊かな植生があり、食べるものはほかにいくらでもあったのに。

私たちはオックスフォードでのバッタの大実験に使った、乾燥した粉末状の餌を砂漠にもってきていた。この餌を皿に入れて、コオロギのマーチングバンドの前に置いてみた。

その結果起こったことは、多くのことを物語っていた。**コオロギは高炭水化物食に**

は目もくれず、タンパク質を含む餌だけを食べたのだ。

すべて「タンパク質欲しさ」ゆえだった

私たちが提供したこのささやかなビュッフェ以外で、コオロギの最寄りの良質なタンパク質源は何だったか？

そう、**目の前のコオロギ**だ。

行進を駆り立てていたのは単純な原理だった。うしろの仲間が前進しているのに、自分だけ前に進まなければ、食われてしまう。他方、目の前の仲間が立ち止まれば、もちろん捕らえて食べることができる。

コオロギの共食いを駆り立てていたのは、タンパク質に対する強烈な食欲だった。

またタンパク質への渇望に関する限り、バッタの習性も同様にむごたらしいことがわかった。

この発見は偶然の産物だった。スティーヴは摂食中のバッタに満腹を知らせる信号について調べていた。

ある実験で、スティーヴはバッタの感覚を伝える神経を探し出し、何匹ものバッタの腹の終端から脳までの部分を苦労して切除した。手術が終わると、すべてのバッタを同じ箱に入れて回復を待った。

翌朝見てみると、バッタは1匹残らず、神経を切断された箇所から下の半身を失っていた。バッタは数珠つなぎになって、目の前のバッタの麻痺した下半身を噛み切るとともに、自分の腹部をうしろのバッタに食べられていたのだ。


栄養学の重要なアイデアを試すのに、これ以上うってつけの動物がいるだろうか？与えられたどんな食品でも平らげるほど貪欲な種といえば、食欲旺盛なバッタの大群をおいてほかにない。だがバッタはそれほど単純でないことも、私たちは知っていた。

なにしろバッタは、タンパク質をはじめとする栄養素の摂取を調整する能力をもっているのだ――たとえそのために仲間を食べる必要があったとしても。

では、オックスフォードでの実験の結果は何を示していたのだろう？

それを説明する前にもう1つだけ、次の章で栄養について簡単に触れておこう。

1章のまとめ

1. 私たちの探究の旅は、栄養研究への新しいアプローチを切り拓いた「バッタの実験」から始まった。
2. 大量発生して農業に災厄をもたらすというバッタの悪評の背後には、「タンパク質欲」があることがわかった。
3. タンパク質への渇望は、ほかの動物でも同じくらい重要な役割を担っているのだろうか？　人間の場合はどうだろう？

2章

栄養

動物は計算なしで「ベスト・バランス」を食べる

栄養はとてつもなく複雑なテーマだから、まずは簡単な問いから考えよう。なぜ食べる必要があるのだろう？

今日、食べ物に混乱や不安を感じている人は多い。これはとても残念なことだ。本来食べ物はまたとない恵みを与えてくれるものだ。食事は大きな楽しみであるとともに、生命そのものの燃料でもある。

私たちが食べ物から得る必要があるもののなかで、最もなじみ深いのは「エネルギー」だ。食品のパッケージや、最近では飲食店のメニューにまでくまなく書かれた数字――どれだけのエネルギーを含むかという数字の羅列と、それをどれだけ食べるべきかを示す厳格な栄養ガイドライン――を見ない日はない。

もちろん、ラベルには「エネルギー」という言葉は使われていない。たぶん、**「カロリー」**という言葉のほうがなじみ深いだろう。

カロリーは「とても変わった単位」である

だがカロリーとはいったい何なのか？

カロリーはただのエネルギーの単位だ。1キロカロリーは、摂氏14・5度の水1kg（1リットル）を15・5度まで1度上げるのに必要な熱量をいう。とても変わった尺度だ――お風呂を温めるのにどれだけの食品が必要かなどと考えたことがある人は別だが。

それでも、この単位は厳密に正確であり、だからこそ私たち科学者は好んで使う。そんなわけで、イメージしづらいという難はあるが、誰もが食べ物をカロリーで考えるようになっている。

さらにややこしいことに、カロリーは一般に「キロ」カロリー(kcal)の単位で表される。昔は大文字から始まるCalと小文字から始まるcal(1Cal=1000cal)の表記があったが、紛らわしいから前者をキロカロリーと呼ぶようになった。

また食品の熱量はキロジュール(kJ)で表される場合もある。キロジュールは、科学者がキロカロリーとともに主に使用する単位で、さらに謎めいた定義がなされている。1キロジュールは、1kgの物体に1ニュートン(これ自体が力の単位である)の力をかけて1メートル移動させるのに必要な熱量である。

1キロジュールは0・239006カロリーに相当する。

本書ではエネルギーの単位として主にキロカロリーを使うが、研究結果を示す際にキロジュールを用いることもある。また本書を通じて「カロリー」という用語を、「エネルギー」の一般名称として用いることとする。

つまり、食品に含まれるエネルギーを、何らかの行動——水を温める、または物体を動かす——を推進する理論上の力をもとに定義するということだ。

「主要栄養素」が食べ物をエネルギーにする

水を例外として、どんな食品にもカロリーが含まれる。

これは幸いなことだ。なぜなら私たちの体はエネルギーがなければ、何をすることもできないし、食品から得られるもう1つの重要なものである、栄養を利用することもできないからである。

食品のエネルギーを生み出しているのは、それに含まれる主な栄養素だ。これらは「主要栄養素」と呼ばれ、それぞれが化学的に異なる化合物である。

これらの体を動かす燃料となる栄養素、すなわちタンパク質、炭水化物、脂肪は、摂取されると小さな分子に分解され、細胞内で燃やされる。

だが主要栄養素が提供するのは、エネルギーだけではない。

■タンパク質——体内のあらゆるものの原料「窒素」を含む

タンパク質と、その構成要素であるアミノ酸は、分子中に「窒素」を含んでいる。

窒素はホルモンや酵素、それに情報を蓄積・保存する分子であるDNAとRNAをはじめ、体内のあらゆる重要なものをつくる物質である。

私たちはタンパク質を摂取しなければ生きていけない。

■脂肪――すべての細胞を包む「膜」をつくる

脂肪と炭水化物は、一般には「カロリー」の代名詞になっているが、それよりずっと多くのものを含む栄養素だ。

脂肪は私たちを寒さから守り、ビタミンを貯蔵し、肌を潤し、眼球や関節を衝撃から保護する。脂肪の構成要素である脂肪酸は、体内のすべての細胞を包んでいる膜をつくる。

また「ステロール」と呼ばれる特別な種類の脂肪は、生命を支える複雑な化学的機構を連携させるメッセンジャーとして働く。

私たちは脂肪なしではやっていけない。

■炭水化物――エネルギーにも、DNAにもなる

炭水化物は、糖類、デンプン、食物繊維に分類される。タンパク質・脂肪と同様、ほとんどの炭水化物はより小さな構成単位でできている。炭水化物の最も小さい構成単位は単糖で、グルコース（ブドウ糖）やフルクトース（果糖）などがこれに含まれる。

炭水化物の栄養的特徴は、どの種類の単糖でできているか、それらがどのように結合しているかによって決まる。たとえば地球上に最も多く存在する炭水化物である植物性繊維「セルロース」は、グルコースがとても緊密に結合していて、人間には消化・分解することができない。

グルコースは身体を支える主要な炭水化物だから、とくに重要だ。グルコースはエネルギーを供給するほか、タンパク質に含まれる窒素と結びついて、ＤＮＡとＲＮＡを構築する。

私たちの体は、タンパク質と脂肪を分解することによってもグルコースを生成できるから、厳密にいえば炭水化物をまったく摂取しなくてもグルコースを得ることはで

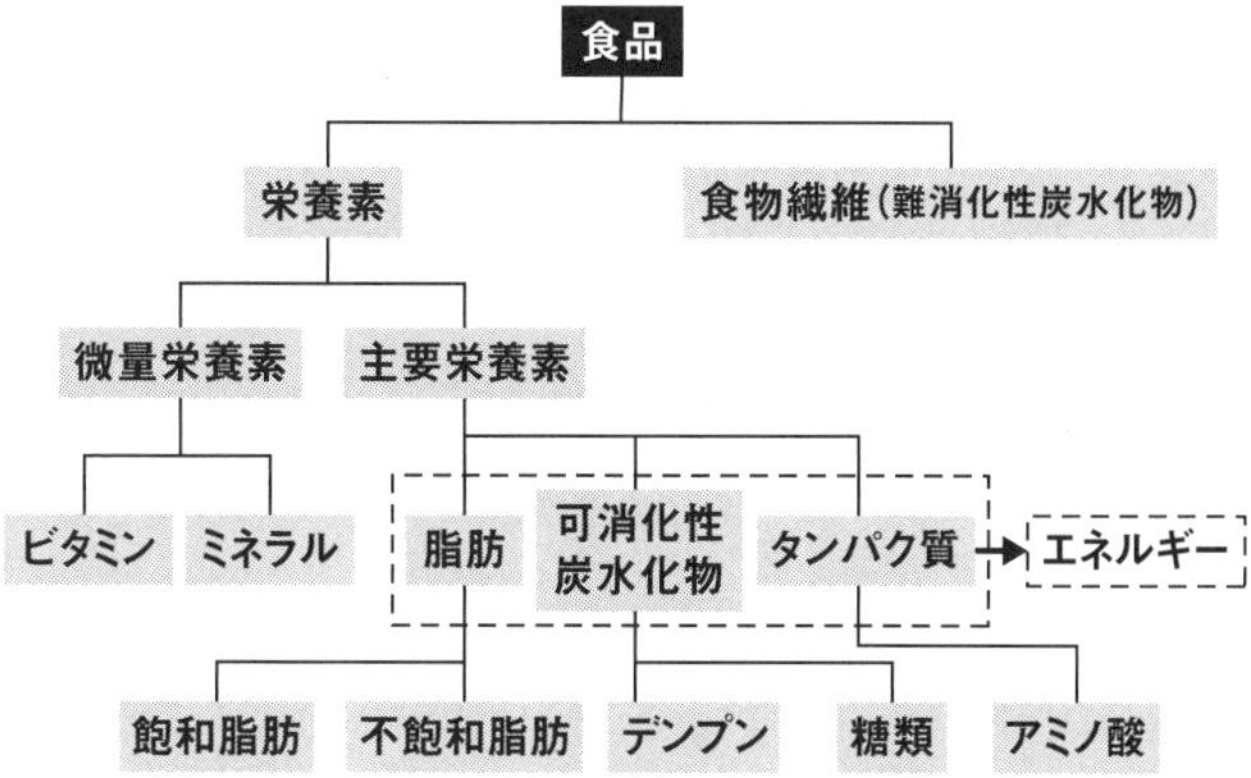

食品と栄養素、エネルギーの関係を表す概略図

きる。

でも、だからといって、炭水化物をまったく摂らなくてもよいということにはならない。これについてはあとで説明しよう。

ビタミン・ミネラルは「電流」になる

主要栄養素のほか、体にはビタミンとミネラルも必要だが、三大栄養素に比べれば必要量が微量なため、これらは「微量栄養素」と呼ばれる。

ビタミンとミネラルは、体内でここには挙げきれないほど多くの目的に利用される。だが覚えておいてほしいのは、ナトリウム、カルシウム、マグネシウム、塩素、カリウムが電流を発生させ、その電流が文字どおり私たちを動かしている――心臓を鼓動させ、神経細胞を電気的刺激によって発火させる――ということだ。

先の図は、食品に含まれる成分を大まかに表している。

図からわかるように、食品や、食品を複雑に組み合わせた食事は、多くの栄養素の複雑な混合物である。栄養を理解するためには、単一の栄養素ではなく、こうした混合物内の栄養素のバランスという観点に立って考えることが欠かせない。

ステーキは半分が「水」である

生物が繁栄するためには、適量の主要栄養素と微量栄養素を摂取しなくてはならない。

一部の動物、たとえば宿主の体内に棲む寄生生物などは、たった1つの食料源から必要なすべての栄養素を正しいバランスで得ることができる。そうした生物にとっては、適切な食生活を送るのは朝飯前だ。

さいわい、人間を含むすべての哺乳類は、これと似た理想的な環境で生を始めることができる。母乳は新生児の成長に必要なすべての栄養素が適切な比率で含まれた、完全にバランスの取れた食事に限りなく近い。だが離乳したあとの哺乳類にとって、栄養をバランスよく摂取することは至難のわざとなる。

それもそのはずで、私たちの食べるものは、栄養素のほぼ無限の組み合わせでできているのだ。

もちろん、タンパク質が豊富な食品や、炭水化物や脂肪が豊富な食品はあるが、どんな食品も様々な栄養素の混合であり、たった一つの栄養素でできた食品というものは存在しない。

たとえば**パスタやパンは、一般にいわれるとおり炭水化物が豊富だが、総エネルギー（カロリー）の約10％をタンパク質が占める。**同様に、**ステーキはタンパク質の塊だが、水分が半分以上を占めるほか、脂肪やミネラルも多く含んでいる。**

「自然」は博士より賢い

そして人間がさらに事をややこしくしている。

人間はほかの動物と違って、単一の食品をそのまま食べるより、それらを組み合わせて料理や献立をつくることが多い。

おまけに料理を組み合わせた様々な食事法を考案し、栄養素やそのほかの物質の複雑な混合物を摂取し、それが体内で生理機能に働きかける。

1日に三度、これらすべての成分を適切に組み合わせ、意識的に管理し、バランスさせなくてはならないとしたらどうだろう。そんなことは数学とコンピュータ科学の博士号でももっていなければできないし、だいいち計算に時間がかかってほかのことが何もできなくなる。

ありがたいことに、ヒヒのステラと粘菌が教えてくれたように、**自然はこの複雑な難題を、数学やコンピュータなしで処理する仕組みをもっている**のだ。

その仕組みは、単純かつ鮮やかで、しかもこのあとで見ていくように、**あらゆる生き物に組み込まれている**。

2章のまとめ

1. 栄養の主要プレーヤーは、カロリー、主要栄養素（タンパク質、炭水化物、脂肪）、微量栄養素、食物繊維である。
2. 栄養とは個々の栄養素（脂肪、炭水化物、タンパク質等々）の寄せ集めではなく、食物栄養素の比率とバランスの問題である。
3. 栄養バランスの取れた食事を摂ることは、気が遠くなるほど難しい仕事に思えるが、野生動物はこれを直感的にやってのける。どう、それをやるのだろう――また、なぜ人間にとってはこれほど難しいのだろう？

3章

栄養幾何学

「グラフ」にしたらとんでもないことがわかった

カロリーと栄養素を頭に入れたところで、1章のオックスフォードに戻ろう。私たちはスティーヴのコンピュータの前に並んで座り、バッタの大実験の結果を確かめようとしていた。その第一歩として、いつもやるように、データを視覚的に表すシンプルなグラフを作成した。

私たちの前に現れたグラフの形状は、大文字の「L」にやや似ていた。グラフの縦軸は、各バッタの炭水化物摂取量を、横軸はタンパク質摂取量を、それぞれミリグラム（mg）で表していた。

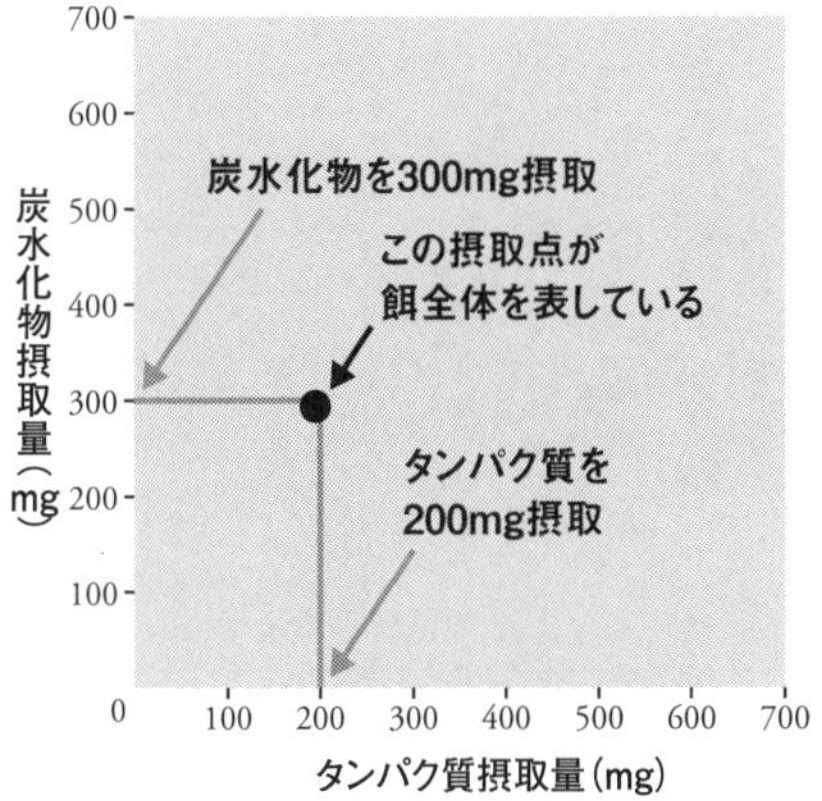

炭水化物を300mg、タンパク質を200mg摂取したバッタを示すグラフ

どのバッタも「食べた栄養」がまったく同じだった

実際の結果を披露する前に、まずグラフの読み方を説明しておこう。

上のグラフの点は、炭水化物を300㎎、タンパク質を200㎎摂取した、架空のバッタを表している。

さまざまな種類の餌を与えられたすべてのバッタの実際の摂取量をプロットしてみると、興味深いグラフが現れた。摂取点はほぼ一直線上にきれいに並び、まるで横軸から噴煙が上がっているように

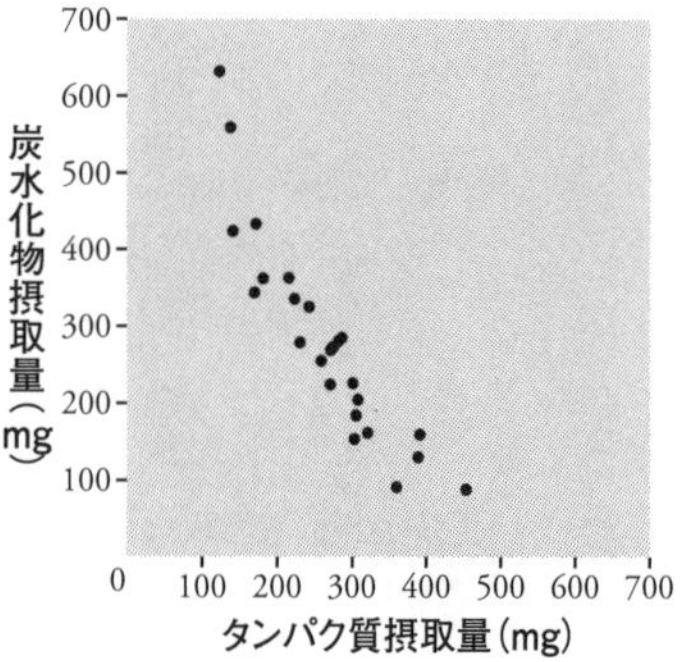

バッタ実験の結果をプロットしたグラフ。各点は、ある特定の種類の餌を与えられたバッタのタンパク質と炭水化物の摂取量を表している。点が横軸から上がる噴煙のようにきれいに縦に並んでいることに注目してほしい。各点は各種類の餌で飼育されたバッタの平均摂取量を表す。

見えた。

驚くほど単純な形だったから、最初は計算に問題があったのではと心配したほどだ。念には念を入れて確かめたが、何もまちがいはなかった（上のグラフ）。

そして私たちは、目の前のグラフが本物であり、かつ重要な意味をもっていることに気づいた――とはいえ当時はまだ、どれほど重要なのかはわかっていなかった。

このグラフによって、異なる栄養素に対する食欲がどのように相互作用して栄養バランスの偏りに対処するかが、初めて視覚化されたのである。

栄養の偏りにどう対処するかは、自然で暮らす動物にとって繁栄に欠かせない、切実な問題だ。そして何より、私たちはどんな種にも適用できる、摂食にまつわる謎を解明するための新しいアプローチを生み出したのだ。

このアプローチを**「栄養幾何学」**（Nutritional Geometry）と名づけた。

タンパク質欲しさに「炭水化物」を食べていた

結果をグラフに表したいま、次のステップは、どのような食餌がバッタにとって最も栄養バランスがよいのかを判定することだった。

このために、バッタの成長と生存に最も適したタンパク質と炭水化物の比率、つまり最も健康的な栄養バランスを特定した。これを「摂取ターゲット」と呼び、次のページのグラフに二重丸で表した。

このターゲットはバッタにとって重要なだけでなく、栄養幾何学の概念にとってもきわめて重要だ。これがグラフ上にあることで、どの食餌が最もバランスがよいか

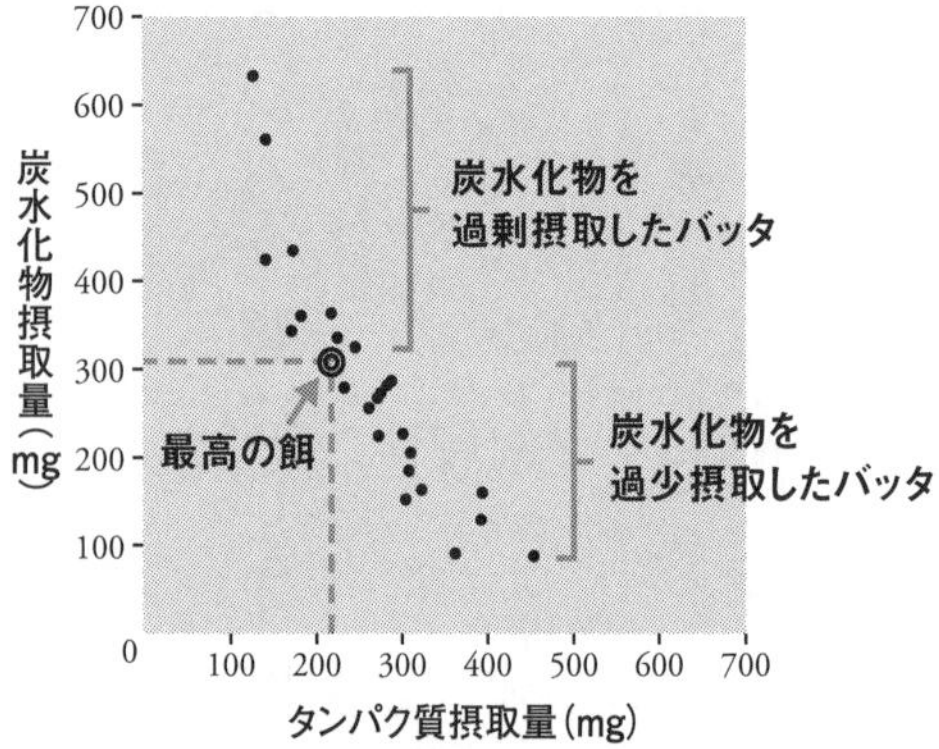

二重丸（摂取ターゲット）は、バッタの成長と生存を最も促進した食餌を示している。それ以外の点は、摂取ターゲットとの位置関係で解釈することができる。

（二重丸に最も近い黒点）、よくないか（それ以外のすべて）が一目でわかる。ターゲットから離れていればいるほど、バランスの偏りは大きくなる。

また食餌のバランスが具体的にどう偏っているかも一目でわかる。ターゲットより上に位置する点は、炭水化物を過剰摂取していたこと、それより下にある点は、過少摂取していたことを示している。

ターゲット上の点のバッタだけが、正確に適正な量を摂取していた！

これらのシンプルな概念を理解すれば、実験結果の重要な点が見えてくる。

まず、炭水化物を過剰摂取したすべてのバッタが、タンパク質ターゲットに近い線に沿ってほぼ垂直に並んでいる。つまりこれらのすべての点のバッタが、ほぼ同量のタンパク質（ターゲットの210㎎に近い、約150㎎）を摂取していたことがわかる。

だが**これだけのタンパク質を摂取するために、これらのバッタは炭水化物を過剰に、それもかなり過剰に摂取する必要があった。**

そしてこの余分な炭水化物の摂取は、2つの代償を伴った。

高炭水化物食のバッタは「成虫」まで時間がかかった

第一が、「時間」である。

低タンパク質／高炭水化物食で飼育されたバッタは、羽の生えた成虫に脱皮するまでの時間が長かった。成虫になるまでの時間が長くなればなるほど、繁殖のチャンスを得る前に鳥やトカゲ、クモに——あるいは別のバッタに——食べられるリスクが高まる。

第二の代償は、ふつう昆虫とは関係がないと思われていることだ。**高炭水化物食で飼育されたバッタは、肥満になったのだ。**

バッタは体が外骨格に覆われているから、太っているかどうかはわかりにくい。だが内側の体は豊満で、まるで太りすぎた騎士が数サイズ小さな甲冑に押し込められているようだった。

高炭水化物食のバッタは、タンパク質ターゲットを達成するために、炭水化物を過剰摂取した。だが低炭水化物食のバッタはどうだったのか？　そこでグラフ上のターゲットより下に位置するバッタを見てみよう。

ここではグラフの形状が右のほうに少々張り出しているのがわかるだろう。つまり、バッタのタンパク質摂取量はターゲットより少々多く、炭水化物摂取量はターゲットよりかなり少なかった。

その結果、**これらのバッタは、摂取ターゲットの最適な餌で飼育されたバッタに比べ、やせすぎていて、成虫になるまで生き延びられる可能性が低かった。**貯蔵脂肪が少ないため、長距離を飛行したり、野生で長く生き延びることはできなかっただろう。

まとめると、高炭水化物食を与えられたバッタは、（体が要求する量のタンパク質を摂取するために）延々食べ続け、その結果として太り、発達が遅れた。

他方、低炭水化物食では、（タンパク質への欲求がすぐに満たされたため）炭水化物の摂取量は少なかったが、エネルギー不足の代償を支払った。

バッタ実験は、食餌の栄養バランスが偏っている場合に、食物摂取の主導権をめぐってタンパク質と炭水化物の2つの栄養素の間で争われる競争を、動物で初めて明らかにした。

最終的な勝者は、タンパク質だった。実際、この実験で見られたのは、2つの栄養素間の競争というよりは、タンパク質欲と炭水化物欲という、2つの食欲間の競争だった。

私たちが次にもった疑問は、「バランスの取れた食餌」という栄養上の目標を達成するために、これらの2つの食欲が協力し合う場合があるかどうかだった。

3章のまとめ

1. オックスフォードでのバッタ実験は、バランスのよい食餌とアンバランスな食餌を定義する新しい方法を提供した。
2. バッタには、成長と生存に最適な組み合わせである、タンパク質と炭水化物の「摂取ターゲット」があった。
3. 偏った食餌のせいでターゲットを達成しにくい場合は、タンパク質が炭水化物よりも優先されたが、そのせいで成長と生存が犠牲になった。
4. 私たちの研究は、タンパク質と炭水化物に対する2つの食欲間の競争を初めて明らかにした。「バランスの取れた食餌」という栄養上の目標を達成するために、これら2つの食欲が協力し合う場合はあるのだろうか？

4章

食欲

あなたを動かす「欲望」の正体

バッタ大実験では、それぞれのバッタに1種類の餌だけを与えた。バッタはそれを好きなだけ食べることができたが、それに含まれるタンパク質と炭水化物の比率を変えることはできなかった――比率を決めたのは私たちだ。その狙いは、タンパク質と炭水化物に対する2つの食欲を競わせ、どちらが強力かを判定することにあった。

そして今見たとおり、タンパク質欲が勝利した。

しかし、バッタが豊富な選択肢の中から自由に選択できる場合はどうなるのだろう？　バッタがタンパク質と炭水化物の適正なバランスを達成できるよう、2つの食欲は協力し合うだろうか？

バッタは「十分」ならタンパク質を無視した

そこでオックスフォードの私たちの研究室の博士課程学生、ポール・チェンバーズに頼んで、バッタに解かせる栄養のパズルを作成してもらった。チェンバーズはタンパク質と炭水化物の比率をさまざまに変えた餌をつくり、そのうちの2種類ずつを、それぞれのバッタに与えた。

すべてのケースで、バッタはまったく同じ行動を取った。**どんな組み合わせの餌を与えられようとも、バッタはまったく同じ比率でタンパク質と炭水化物を摂取したのだ。**

これを行うために、バッタは与えられた餌の組み合わせに応じて、2種類の食物の摂取量を大きく変える必要があった。人間にたとえれば、肉とパスタ、卵とパン、豆と米、魚とジャガイモのどの組み合わせを与えられても、まったく同じ比率でタンパク質と炭水化物を摂取したことになる。人間にとって、こんな芸当は到底不可能に思える。だがバッタは何らかの方法で、このパズルをやすやすと解いたのだ。

さらに驚いたことに、**バッタの摂取したタンパク質と炭水化物の量は、バッタ大実験のグラフ上の摂取ターゲットにぴったり一致した**。バッタはタンパク質と炭水化物の最も健康的な配合、つまり生存と成長に最適な配合を選択したのだ。

さらにこの実験は、不足している栄養素が食物に含まれているかどうかを、バッタがどうやって知るかまで明らかにした。

バッタはほかの昆虫と同様、口部や足、そのほかのいろいろな部分に味毛が生えている。味毛が食べられるものに触れると、バッタはその化学成分を分析したうえで、食べるかどうかを判断するのだ。たとえばバッタが最近十分なタンパク質を摂取していたなら、センサーはタンパク質を無視し、タンパク質がそこにあることすら認識しない。

他方バッタがタンパク質不足なら、センサーはタンパク質に出会ったとたん「これを食べろ」という電気的メッセージを脳に送る。実験でもそうしたバッタは炭水化物には目もくれず、ひたすらタンパク質を食べた。

生物は生まれながらに「食べ物」がわかる

私たちはさらに一歩踏み込み、バッタが食物の色と匂いから、タンパク質と炭水化物が含まれているかどうかを知る方法を学習できることも示した。渇望するものがどこで得られるかをバッタに学習させ、訓練してその場所に向かわせることができた。ピンの頭ほどの大きさの脳しかもたない動物にしては、ものすごいことだ。

この結果から、次のことが明らかになった。

バッタの食物の選択肢が豊富な場合には、食欲システム同士が協力し合い、バッタは食物を組み合わせて正確に適切なバランスの食餌を摂取できる。

だがバッタ大実験でのように、バランスの悪い食餌だけしか得られない場合には、タンパク質欲と炭水化物欲が競争する。そしてバッタの場合、どんなときも最終的に競争に勝つのはタンパク質欲だった。

バッタの摂食に関するこうした一つひとつの発見は、少なくとも私たちにとっては、それだけでも十分魅惑的だった。

だがこれらの発見は、すべての人に関係する、それよりずっと大きな問いを投げかけてきた。バッタに見られることは、ヒトを含むすべての動物の食欲にも見られるのではないだろうか？

そこで、食欲とは何なのか、食欲がどうやって魔法のような働きをするのか（ときにはどうやって悪さをするのか）を正確に理解しておくことが役に立つ。またこれを理解することで、私たち2人がしょっちゅう受ける質問に答えるための手がかりを得ることもできる――**生物は何を食べるべきかを、なぜ生まれながらに知っているのだろう？**

食欲を理解するうえでまず注目すべきは、私たちの食べるすべてのものに、自然がそれぞれまったく異なる味や風味を与えたということだ。

たとえば人間にとって、焼けた肉の塊は一握りのベリーとはまるで味が違うし、ベリーはみずみずしい濃緑色の葉とも違う味がする。

これほどの多様性は、偶然ではあり得ないし、また食事中に私たちを飽きさせないために多様な風味が存在するわけでもない（その働きはたしかにあるが）。**こうした特徴的な風味は、食品中の化学成分、すなわち栄養素を指し示しているのだ。**

味は「栄養の種類」を示す

タンパク質、脂肪、炭水化物が、エネルギーを供給し、そのほかの重要な機能を果たすうえで、それぞれ異なる役割と意味をもっていることを考えれば、それらを判別し、食品に含まれているかどうかを知る能力を、自然が私たちに授けたことはなんら不思議ではない。

この能力はあって当たり前のように考えられているが、これがなければ誰一人として今この世に存在していない。この能力があるからこそ、私たちはどの栄養素がどの食品に含まれているか、何を食べるべきか、避けるべきかを知ることができる。

私たちは適切な食べ物を探す必要性があるからこそ、糖に心地よい甘みを感じ、タンパク質豊富な食品にあの舌鼓を打つようなおいしさ、日本人のいう「旨み《UMAMI》」を感じ、脂肪にコクのあるバターのような食感と風味を感じるのだ。

この能力がなければ、いったいどうやって栄養素を区別できるというのか？


主要栄養素を味で判別できるのは、もちろん動物界でヒトだけではない。また一部の動物は意外な場所に味覚器をもっている。

メスのクロバエはバッタと同様、糖とアミノ酸の味を足や腹部の先端で感じ、それを頼りに、（少なくとも人間に）嫌悪感をもたせるものを選び、その上に卵を産みつけて幼虫を育てる。


これを気味が悪いと思う人は、私たち人間も口の中だけでなく、腸にも味覚受容体をもち、食物が消化の過程で分解される間も栄養素を追跡していることを忘れてはいけない。腸は両端に開口部があり、前端で食物を味わうのと同じように、その全長にわたって食物を追跡し続ける。

そして栄養素が腸で吸収されて血流に入ってからも、肝臓や脳を含む様々な器官に分布する味覚受容体が検出を続ける。また脳にある「食欲制御中枢」という神経回路は、血流と肝臓、腸からの信号を収集して、空腹感と満腹感を引き起こす。

あなたは「舌以外」でも味わっている

人間は主要栄養素だけでなく、無機塩を含む一部の微量栄養素を検出できる味覚器も、舌をはじめ全身にもっている。

味や風味は、どれがどの食物で、それぞれにどの栄養素がどれだけ含まれているかという情報を提供する。これらは、最適な摂取を「外側」から知る方法だ。この情報をもとに、動物は何を食べるかを決めることができ、そのことの重要性は今さら強調する必要もないだろう。

だが動物にとってそれと同じくらい重要なもう1つの情報は、味と風味から知ることはできない。すなわち、動物がその時々に各栄養素をどれだけ必要としているかだ。

この「内側」から知る方法をつかさどるのが、食欲システムである。

人間の食欲は「5種類」ある

食欲は、満腹になるまで食べるよう動物を駆り立てる、たった1つの強力な欲求だと見なされがちだが、それはまちがっている。

バッタが教えてくれたように、単一の食欲では、栄養素をバランスよく組み合わせることはできない。体が要求する一つひとつの栄養素を追い求めるには、それぞれに別々の食欲が必要だ。

だがその一方で、動物の生体システムは複雑になりすぎると効率的に機能できない。

この理由から、生存と健康に必要な数十種類の栄養素の一つひとつに特化した食欲をもつわけにはいかない。そんなものがあったら何かを食べるたびに頭がおかしくなってしまう。

それに代わるものとして、バッタにはタンパク質欲と炭水化物欲の2つの食欲があることを、私たちは明らかにした。

ではヒトのようなより複雑な種についてはどうだろう？　人間に必要な食欲はいくつなのか？

いや、こう問い直したほうがいいだろう。人間が生存し健康でいるためには、最低でいくつの食欲があればいいのか？

答えは、**5つ**のようだ。5つの食欲があればいい。それは、次の栄養素を摂取するよう駆り立てる食欲だ。

・タンパク質
・炭水化物
・脂肪
・ナトリウム（塩）

・カルシウム

これらは3つの主要栄養素と、2つのとくに重要な微量栄養素だ。またこれらは私たちが食物の中で味を識別できる栄養素にぴったり一致する。

これらの食欲が、一見不可能な難題をじつに鮮やかに解決してくれる。私たちの食欲は、特定の風味に照準を定め、生存に必要なものだけを食べるためのガイドになるよう進化したのだ。

なぜ「5」なのか？

これら5つの栄養素（「ビッグ5」と呼ぼう）が進化の過程で選び出されたのには、特別な理由がある。

第一に、これらの栄養素は、非常に正確な――多すぎず、少なすぎない――水準で食事に含まれている必要がある。

第二に、これら栄養素の濃度は食品によって大きく違う。たとえば米からタンパク質の要求量を得ようと思ったら、ステーキよりずっと多くの量を食べる必要がある。
第三に、これら栄養素の一部は、私たちの祖先が暮らしていた環境ではめったに見つからなかったので、それを探し出すことに特化した生物学的な仕組みが必要だった。

たとえば、ナトリウムとカルシウムは、かつて非常に希少だったため、それぞれに専用の食欲と味覚受容体が割り当てられた。

人間以外の動物にとっても、これらの栄養素は貴重だ。ゴリラは十分な塩分を摂取するために樹皮さえ食べる。ジャイアントパンダにとってカルシウムはとくに重要で、繁殖に十分な量を得るために長距離を移動する。

そのほかの重要な栄養素――ビタミンA、C、D、E、K、B1（チアミン）、B2（リボフラビン）、B3（ナイアシン）、B5（パントテン酸）、B6、B7（ビオチン）、B9（葉酸）、B12、それにミネラルのカリウム、塩素、リン、マグネシウム、鉄、亜鉛、マンガン、銅、ヨウ素、クロム、モリブデン、セレン、コバルトなどについてはどうなのか？

なぜ人間はこれらの食欲を発達させなかったのだろう？

1つには、これらの栄養素はふだん食べているものに豊富に含まれるため、ビッグ5さえ適量を摂取していれば、自然とこうした栄養素も得ることができるからだ。おかげで、私たちは山ほどのややこしい計量や計算をせずにすんでいる。

空腹感に「胃の膨れ具合」は関係ない

ここまでの説明はとても理に適っているように思えるかもしれない。だが専門家の間でさえ、つねにこのように考えられてきたわけではない。

食欲という言葉は過去600年以上にわたって、日常会話でも専門家の議論でも、ほぼ同じ意味で用いられてきた。

早くも1375年にはスコットランド出身のジョン・バブアーが、饗宴についての詩のなかで「食欲以外の調味料はいらない」と詠んだ。ちなみにこの考えは、「食欲は最高の調味料」ということわざとして今も残っている。

少しあとの1398年に詩人のチョーサーが、「食欲不振は病気の前触れである」

と述べて、旺盛な食欲は健康の証だとした。そして１７８９年にはベンジャミン・フランクリンが、「おいしいものは滋養になる」という言葉で、食欲と栄養ニーズを結びつけた。

食欲が科学の研究対象になったのは、最近になってからのことだ。すべてはある重要な疑問から始まった。体の中の何が空腹感を引き起こすのだろう？

１９１２年に唱えられた初期の説は、「グウグウ仮説」と呼ばれた。この説によれば、食欲のスイッチになるのは「胃の膨れ具合」だ。空腹で収縮した胃の壁がこすりあわされてグウグウ鳴ると空腹のスイッチが入り、満腹になるとスイッチが切れるというわけだ。

グウグウ仮説にとどめが刺されたのは、胃がない人にも空腹感があることが示されたときだった。がんや腫瘍の治療で胃を切除した患者も、空腹時のあの胃の痛みを感じ続ける。

その後も、体内の様々な尺度が、食べるべきタイミングを知らせるとする仮説が提唱された。「温度定常説」は、動物は体を十分温めるエネルギーを得るために食べ、過熱しそうになると食べるのをやめるというもの。そのほか、血糖値が重要な尺度だとする「糖定常説」や、体脂肪をもとにした「脂肪定常説」、血液中のアミノ酸濃度に注目する「アミノ酸定常説」があった。

これらは明らかに異なる考えだが、どの説も、食欲と体が必要とするものを結ぶリンクとして、食事を構成する要素――エネルギー、糖、脂肪、またはアミノ酸――を特定したという点では同じだった。

暴食ラットが食事を「調節」した

1930年代にジョンズホプキンス大学の実験室で、カート・リクターという若い科学者が人知れず研究に励んでいた。

彼が研究した行動の1つが、「摂食」だ。リクターが実験室で70年もの年月をかけて行った多くの発見は、私たちの研究と本書の物語の重要な支柱となっている。

ある実験で、リクターはラットの生理機能を手術で操作し、塩分が致死的なペースで失われていくようにした。

だがラットは死なず、失われた分を補うために塩の摂取を増やした。そして重要なことに、**ラットは餌の全体的な摂取量やほかの栄養素の摂取量ではなく、塩の摂取量だけを増やした**。

リクターは同様の実験をカルシウムでも行い、同じ結果を得た。ラットはほかの栄養素ではなくカルシウムの摂取量だけを増やすことで、自分の命を守ったのだ。

リクターはこの観察が、ラットの通常の生活にも当てはまることを確かめるために、ナトリウムとカルシウムの必要量が増える妊娠・授乳期に、メスのラットの餌の選び方がどう変化するかを調べた。

彼の推測どおり、ラットはこれらの栄養素の比率が通常よりも高い食餌を選択した。リクターの実験は、ラットが単一の食欲ではなく、少なくとも2種類の栄養素に対する食欲をもっていることを明らかにした。食欲に関するほかのすべての仮説——温度、糖、脂肪、アミノ酸の定常説——は再考を迫られた。

私たちのバッタの研究が物語に登場するのは、まさにここだ。私たちは、昆虫にさえも複数の食欲があること、またこれらの食欲が、バランスのよい食餌を選択するために利用され得ることを示したのだ。

脳に満腹信号が届くまで「時間」がかかる

しかし食欲は、ただ食べ始めるよう体に指示するためだけに存在するのではない。同じくらい重要な働きが、「いつ食べるのをやめるべきか」を知らせることだ。

食物が消化されて栄養素が取り出され、血流に吸収されると、脳に満腹信号が送られる。

だがこのプロセスの欠点は、信号が発動するまでに時間がかかることだ（実際、食事が終わるまで発動しないこともある）。脳が「ストップ」のメッセージを受け取るまでに、食べすぎてしまうおそれがある。

ドカ食いをして、10分前に満腹になっていたことに気づかず食べ続けた経験は誰にでもあるだろう。気づいたときにはあとの祭りで、すでに体内にカロリー爆弾を送り込んでしまっている。

これを避けるにはどうしたらよいのだろう？

食べるペースを遅らせ、早く胃にたまり、栄養素が血流に吸収され脳にその存在を知らせるまで時間を稼いでくれる何かが必要だ。さいわい、自然はその「何か」も用意してくれた。満腹感を高め、胃排出の速度を遅くし、胃腸を広げるものを。

「食物繊維」だ。

バッタなどの草食動物やヒトなどの雑食動物にとって、食物繊維は植物性食物の嵩のほとんどを占める。

食物繊維は植物の細胞や組織の構造を支え、そのほとんどがヒトの消化酵素では分解できない複雑な構造の炭水化物でできている。

だが一部の食物繊維は、腸内に棲む微生物によって分解される――これら数兆の微生物を総称して、「微生物叢」（マイクロバイオーム）と呼ばれる。

腸内微生物は食物繊維の餌を得る見返りに、体が必要とする重要な栄養素（短鎖脂肪酸、ビタミン、アミノ酸など）を産生する。また免疫系を支え、腸を健康に保ち、心の健康にもよい影響をおよぼす。そして、こうしたすべての働きに加えて、満腹感を生み出す信号を発する。

微生物叢は食欲制御システムの重要な部分を担っているのだ。

全種該当の、完全無欠の「自然法則」か？

バッタと栄養幾何学のおかげで、私たちは栄養素に対する食欲の力学を垣間見ることができた。

適切な種類の食物が手に入る状況では、異なる栄養素に対する食欲が、完全に歩調を合わせて協力し、動物が「バランスの取れた食餌を摂る」という複雑な難題を解く手助けをする様子を見た。

またバッタ実験では、状況が厳しくバランスの取れた食餌が得られない場合は、異なる栄養素に対する食欲が衝突することも見た。そうしたケースでは、タンパク質欲が主導権を握り、炭水化物欲はより受動的に従った。

そこで私たちは考え始めた。

バッタはただの外れ者で、この発見を動物界のほかの種にまで——ましてやヒトにまで——一般化することはできないのだろうか？

それとも、私たちの観察はすべての種にあてはまる、自然の一般法則のようなものなのだろうか？

もし後者なら、この発見はきわめて重要な意味をもつ可能性がある。

4章のまとめ

1．動物はタンパク質、炭水化物、脂肪、ナトリウム、カルシウムに対する、別々の食欲を進化させた。これら「ビッグ5」の食欲は連携して、栄養バランスの取れた食餌を動物に教えることができる。

2．食物繊維は食欲のブレーキの役割を果たし、食べすぎを防ぎ、腸内微生物叢の餌にもなる。

3．適切な種類の食物が得られる環境では、タンパク質欲と炭水化物欲が連携して、バランスの取れた食餌を摂るようバッタを誘導する。

4. だが栄養バランシング（栄養バランスの最適化）は、あらゆる動物に見られる普遍的な行動なのだろうか？

5章

本能

生物としてもつ完璧な適食本能

科学者は、重要な意味をもち得る何かを追い求めているとき、はやる気持ちを抑え、「自分は間違っていないだろうか」とつねに自問するよう訓練されている。

私たちの場合、この問いかけは次のかたちを取った。

「複数の食欲が、生き物の栄養ニーズを満たす手助けをするのは、法則というより例外ではないのか?」

具体的にいうと、実験室のバッタに見られた、栄養をバランスさせる行動（栄養バランシング）は、ほかの動物種にも、また実験室の動物だけでなく自然環境の動物にも見られる一般法則なのかどうかだ。

複数の食欲を利用した栄養バランシングは、おそらく一般的なのだろうと、私たちは考えた。

これは、自分たちが重要な発見をしたと信じたがっている2人の科学者の希望的観測というだけではなかった。正しいと信じるだけの根拠があった。

それどころか、私たちが見ていたものは、あらゆる生物に必須の行動だと、そう推論したのである。

自然界を支配する恐ろしく単純な理論

この推論を支える有力な根拠は、第一にダーウィンの論理である。

生物がどのような特性や能力を獲得するかというメカニズムは、単純に「数のゲーム」、つまり数が多いほうによって決定される、という考え方だ。

繁殖に有利な特性は、その少なくとも一部が遺伝的であれば、有利でない特性に比べ、次世代に受け継がれやすい。有利な特性を受け継いだ子孫は、繁殖をますます成功させる。かくして有利な特性はますます一般的になり、やがて集団内のそれほど有利でない特性を淘汰する。

私たちの研究に関していえば、生命現象についてわかっているすべてのことが、同じ方向を指し示していた――食餌のバランスを図る動物は、バランスを図らない動物に比べ、繁殖により有利である。

他方、バランシングを行わない不幸な動物たちにとって、摂食は宝くじのようなものになる。どの栄養素の必要量が満たされるか、満たされないまま放置されるかは、運任せだ。食欲という指針がなければ、運がよい日は必要な栄養素の比率を達成できても、ほとんどの日は達成できない。

だが、これが示していたのは単にこの仮説が正しい「可能性が高い」というだけで、正しいということではなかった。どうしたら確かめられるだろう?

いちばん確実なのは、地球上のすべての生物を調べることだ。だがバッタ実験に要した膨大な作業の記憶がまだ生々しいなか、そんなことを考える気にはなれなかった。

私たち2人は、栄養摂取を研究した生物種の数で世界最多記録を保持している(アリからヘラジカまでのざっと50種以上)。

それでも膨大な動物界全体を考えれば、ほんの表面をなぞったにすぎなかった。

見境ないバッタが栄養を「調節」して食べた

何か違うアプローチが必要だった。

栄養バランシングが動物全般に見られる法則なのか、少数の種だけに限られる例外なのかを最も効率よく知るには、逆から問い直せばよい。**栄養バランシングを最も行いそうにない種を調べるのだ。そうした種に当てはまらなければ、私たちの説は誤りとなる**。

そんなわけで、いまや栄養バランシングを行わない種を探す必要が生じた。

では、この説の反例になりそうな種にはどんなものがあるだろう? ある意味で、私たちはそうした種の1つをすでに研究していた。

あらゆる動物の中で、バッタは最も見境のない欲をもち、行く手にあるすべてをむさぼり尽くすことで知られている。

そのバッタさえもが栄養素を正確な比率で組み合わせていることを示したことで、ほかの種、とくに食べるものをえり好みすることで知られる種も同じだろうと、自信をもつことができた。

その後、「無の二等分」をめぐる偶然の出会いを通して、さらに手ごわい難題に取り組むことになったのである。

「ゴキブリ」はどうか？

あれは1997年のことだった。デイヴィッドはオックスフォード大学動物学部のランカスター研究室で、動物行動の実習講座を教えていた。

学生たちは、孵化したばかりのヒヨコの集団を使う実験でてんやわんやだった。デイヴィッドは教室の前にいて、騒ぎに誘われて様子を見に来た、著名な進化生物学者で徹底した無神論者のリチャード・ドーキンスと話をしていた。

するとスティーヴン・ジョーンズという熱心な若い学生が、この機会を逃すまいとばかりに進み出て、リチャードに話しかけた。「ポストモダン科学に関する小論を書こうと思っているのですが、指導していただけませんか？」

「指導はともかくとして、ポストモダン科学とは何だ？」リチャードはいつものようにズバリ尋ね、すぐに自分で答えた。「無のちょうど二等分だな」

これはイギリス特有の辛辣な表現で、普通に訳せば「空っぽ」、上品にいえば絶対的な無を意味する。

リチャードは、「ポストモダン科学」が文化的相対主義の一種であることを誰よりもよく知っていた。それは、科学をよくある信念体系の1つだと片づけ、科学だけが真実を独占するものではないとする、哲学的見解である。

リチャードはスティーヴンの小論の指導を断った。だがデイヴィッドは指導を引き受けた。

スティーヴンは立派な仕事をした。小論はさておき、スティーヴンは摂食の真実の追究に、間接的ながらも重要な貢献をしたのである。

スティーヴンは小論に取り組むうちに、博士号の研究をしたいと考えるようになり、そのテーマとして実際的な重要性をもつ問題を探した。研究対象に選んだのは「ゴキブリ」。不潔な習性と悪臭をもち、病気を媒介するという悪評でおなじみの、どこにでもいる害虫だ。

私たちにとっては千載一遇のチャンスだった。ゴキブリは、栄養バランシングが動物全般に見られるかどうかを検証するのにうってつけの動物でもあるのだ。

ゴキブリは「段ボール」から栄養を摂れる

この嫌われ者はじつに狡猾で、適応性に優れ、頑健だ。熱帯林や温帯林から塩湿地、砂漠、都市までのほぼすべての環境に生息し、ほとんどの種が絶滅の危機にさらされるような状況にも耐える。都市とも相性がよく、ゴミ箱や排水溝、またわずかな隙を見て夕食の皿でも食べ物を漁り、しかもこれらの場所から場所へと動き回ることもしょっちゅうだ。

この柔軟性を支えているのが、きわめて高い雑食性である。おまけに食べ物なしでも生きていける——飲まず食わずで1か月生き、水さえあれば100日以上生き続けることもある。どんな栄養にも柔軟に対応できるこの能力は、非常に特殊な仕組みに支えられている。

ゴキブリの後腸には数千本の小さなトゲがあり、その1本1本に棲む数百万の微生物は、ほとんどの動物には無用の炭水化物源を消化することができる。**ゴキブリはセルロース（木や紙、段ボールなどの成分）を食べ、トゲに棲む微生物のおかげでそれをエネルギー源にすることもできるのだ。**

セルロースが地球上で最も豊富に存在する有機化合物であり、それをエネルギー源にできる動物がほかに数種しかいないことを考えれば、ゴキブリはきわめて有利な位置づけにあるといえる。炭水化物不足に陥ることがほぼないのだから。

それだけではない。どんな動物も、様々な代謝プロセス（タンパク質の合成・分解など）で発生する窒素を除去する必要がある。哺乳類の場合、この働きを主に担うのは尿だ。昆虫類や鳥類、は虫類は、窒素を白いペースト状の尿酸のかたちで排泄する。

ゴキブリもタンパク質を摂りすぎると、余剰分を窒素廃棄物として排泄する。だがほかの動物と違ってすべてを排泄するのではなく、その一部を昆虫の肝臓に相当する脂肪体にある、「ウロサイト」と呼ばれる特殊化した細胞の中に、小さな結晶として貯蔵する。

ウロサイトのそばには「菌細胞」と呼ばれる、別の種類の脂肪体細胞がある。ゴキブリの菌細胞には、ほかの場所では生きられない細菌が生息している。

この細菌の仕事は、ウロサイトに貯蔵された尿酸を原料にアミノ酸を生成し、それを血流に放出することだ。ゴキブリはこのアミノ酸からタンパク質を合成する。

つまり菌細胞内の細菌は、体内の窒素リサイクル工場なのだ。

ゴキブリは「食べるもの」を変える

これほど柔軟な炭水化物とタンパク質処理能力をもつゴキブリは、細胞組織が必要とする糖やデンプン、タンパク質を正確な比率で摂取することについて、おそらくほかの動物ほどこだわる必要はないだろうと、私たちは推測した。こだわらないからこそ、これだけ幅広い餌を食べ、これだけ多様な生息地で生存できるのだと。

だから私たちは、スティーヴンが研究対象にゴキブリを選んだとき、ゴキブリが実際に栄養摂取をバランスさせるかどうかを検証する機会を得て、色めき立った。もしゴキブリのような、適量の炭水化物とタンパク質を正確に摂取する必要が見るからになさそうな動物でさえそれを行っているなら、その必要がより大きいほかの動物も行っているにちがいない。

スティーヴンはこれを検証するための巧妙な実験を行った。

第1のステップとして、ゴキブリを3つの群に分け、2日にわたって次の3種類の餌のうちの1種類だけを摂取させた。「高タンパク質/低炭水化物食」、「低タンパク質/高炭水化物食」、「中タンパク質・中炭水化物食」だ。人間でいえば、魚だけ、米だけ、魚と米の混合――つまり寿司――の食事にほぼ相当する。

この期間が終了すると、第2ステップとして、すべてのゴキブリにこれら3種類の餌のビュッフェを提供し、好きなものを自由に食べさせた。

結果は驚くべきものだった。スティーヴンが例のタンパク質―炭水化物の摂取量グラフに結果をプロットしたとたん、すべてが明らかになった。

ゴキブリはただ栄養摂取のバランスを図っていただけでなく、私たちがその時点まで、いや今に至るまで観察した、**どんな動物にも劣らないほど正確に、栄養バランシングを行っていた**のだ。

本能が「今、必要な食べ物」に導く

グラフによれば、第1ステップでタンパク質と炭水化物のバランスの取れた「寿司」風の餌を食べていたゴキブリは、第2のビュッフェ段階では、3種類すべての餌を組み合わせて、それまでの餌と同様のバランスの餌を摂取した。

そして残りの2群は、ビュッフェ段階になると、最初はそれまで与えられていなかった栄養素を豊富に含む餌だけを選択した——つまり、**第1ステップで主に炭水化物を食べさせられていた群はタンパク質豊富な餌を食べ、タンパク質を食べさせられていた群は炭水化物を食べた。**

これを10時間ほど食べ続けたかと思うと、それからどちらの群も3種類すべての餌を食べ始め、ビュッフェ開始後48時間で栄養素の摂取ターゲットを達成した。その後は3群ともまったく同じ比率でタンパク質と炭水化物を食べ、120時間後に実験が終了するまでそれを続けたのである。

結果はこれ以上ないほど明白だった。

ゴキブリは私たちによって強いられた栄養のアンバランスを修正するのに必要な分量の栄養素を正確に摂取し、いったんバランスを取り戻したあとは、すべてのゴキブリが栄養バランスの取れたまったく同じ食餌を摂取した。

私たちが目の当たりにしたのは「栄養の天才」だった。ゴキブリはまるでミサイルのように、適切な栄養素にまっしぐらに向かった。

「捕食動物」はどうか?

ゴキブリのおかげで、栄養バランシングが少数の種だけのもつ不可解な能力ではないという確信が強まった。

とはいえ、この不快だが魅惑的な生き物に興味をもつのは、主に害虫制御の研究者だけだ。

自然環境での栄養バランシングの一般性をさらに確かめるために、続いて栄養摂取のバランスを図らないと広く考えられている種に目を向けた。

これにうってつけの対象が、ほかの動物を捕らえて食べる「捕食動物」だ。採餌理論によれば、捕食者は栄養摂取のバランスを図るために餌を選ぶ必要がない。なぜなら捕食者の餌——餌生物の体——は、捕食者自身の体と同じ比率で栄養素を含んでいると考えられているからだ（まさに「食べるものがその人をつくる」）。そのため、複数のものを食べるほかの動物が適切な栄養バランスを得ようと苦心するのをよそに、捕食者は栄養バランスの取れた食餌をやすやすと摂取できるという。

もしこの理論が本当なら、私たちの栄養バランシング理論が大きく揺らぐのは明らかだった。私たちの理論は、ほかの動物を捕食することによって栄養を得る、多くの動物には当てはまらないことになる。

これを検証する必要があった。

そしてそのための絶好の機会は、クモを研究していたデンマーク人の若手研究者、デイヴィッド・マインツのおかげで訪れた。

獲物を選べない「クモ」の栄養状態

デイヴィッド・マインツは博士号を取得した直後にオックスフォードに赴任し、私たちの栄養幾何学を捕食動物に適用する研究に加わった。

私たちは当初、スティーヴン・ジョーンズがゴキブリを対象に行ったものと同様の実験を計画していた。

だがデイヴィッドは、実験対象に1種だけでなく、異なる捕食戦略をもつ3種の捕食動物を含めてはどうかと提案した。

1つ目の種の「ゴミムシ」は、ゴキブリが餌を漁るのと似た方法で、環境をうろうろして獲物を探す。野生環境のゴミムシは、少なくとも理屈のうえでは、数ある獲物の中から捕食の対象を選ぶことができる。

2つ目の種は「コモリグモ」だ。ゴミムシと同様、コモリグモにも移動性があるが、獲物を自分から探しに行く代わりに、夕飯の種がやってくるのを待つ。

3つ目の種は最も移動性が低い「造網性のクモ」で、獲物を捕らえるための罠づくりに余念がない。

もし捕食動物が本当に栄養摂取のバランスを図っているのなら、移動性が高く、多様な種の獲物に出会う機会が多いゴミムシが、それを行う可能性が最も高いはずだと考えた。

これに対し、網を張って餌をとるクモは、網にかかる生物を選ぶことがほとんどできないから、バランスを図る可能性が最も低いだろう。

また座って待つ捕食者のコモリグモは、これらの中間に位置するはずだ。射程圏内に来る獲物を選ぶことはほとんどできないとはいえ、待つ場所を転々として、捕食機会の条件を変えることができるからだ。

クモは「必要な栄養」だけ吸い取った

それぞれの種を、生態に合った方法で検証した。

前段階として、ゴミムシ、造網性のクモ、コモリグモのすべてに、主にタンパク質または脂肪だけを含む餌を与えておいた。

ここからがテストだ。移動性のあるゴミムシについては、ゴキブリ実験と同様の、異なる実験餌を同時に提供するビュッフェ方式のテストを行った。

他方、造網性のクモは、野生環境では罠に迷い込んできた生物を食べるしかない。そこで実験では、多様な種類の獲物を与える代わりに、彼らに不足する栄養素――タンパク質または脂肪――を多量または少量含む餌生物を1匹だけ与えて、どんな反応を示すのかを測定した。

座って待つタイプの捕食者のコモリグモは、造網性のクモと同様、罠を仕掛ける場所を選ぶことはできるが、射程圏内に来る獲物は選べない。

彼らにも、不足している栄養素を多量または少量含む餌生物を1匹だけ与えた（私たちがどうやって脂肪とタンパク質のバランスが異なる獲物を入手したのだろうと、疑問に思う読者のために説明すると、実験室で餌生物――ハエ――を異なる餌で飼育したのだ。一部のハエは太らせるために設計された餌を食べて、脂肪分たっぷりの餌になり、残りのハエは高タンパク質／低脂肪食を食べてやせ細った）。

結果、徘徊するゴミムシは、ゴキブリに似た行動を取った。

前段階で低脂肪の餌生物を与えられていたゴミムシは、高脂肪食を明らかに選択し、また低タンパク質の餌生物を与えられていたゴミムシは、高タンパク質食を選択した。

他方、座って待つ捕食者のコモリグモは、与えられた餌生物を食べる量を変えることによって、摂取する栄養素を選んだ。つまり、脂肪が必要な場合には太った餌生物をより多く摂取し、タンパク質が必要な場合には細身の餌生物をより多く摂取した。

最もめざましい行動を取ったのは、造網性のクモだ。クモが獲物を食べるとき、獲物に消化酵素のカクテルを注入し、前もって消化しておいた栄養素のスープを呑み込んで、残った固形分は捨ててしまう。**獲物の体の捨てられた部分を調べてみると、捕食者が必要としていた栄養素がとくに枯渇していることが判明した**のである。

このことから、クモが獲物に注入する消化酵素のカクテルを調整することによって、特定の栄養素の必要を満たす能力をもっていることが推測される。

デイヴィッド・マインツの実験は、これら3種の捕食動物が栄養摂取のバランスを図っていること、そのうえこのメカニズムが捕食動物の採餌戦略によって異なることを明らかにした。

獲物の中から食べるものを選ぶ動物（ゴミムシ）もいれば、獲物の摂取量を調整する動物（コモリグモ）も、捕らえた獲物から選択的に栄養素を抽出する動物（クモ）もいた。

このことから、栄養摂取のバランスを図らない動物種が多数存在する可能性は、ますます遠のいたのだった。

飼いイヌ・飼いネコが食べる「動機」

だが捕食動物と聞いてふつう思い浮かべるのは、ムシやクモのような無脊椎動物ではなく、ライオンやトラ、サメのような堂々とした動物だろう。

こうした動物も、やはり栄養摂取のバランスを図るために、食物を正確な比率で注意深く組み合わせているのだろうか？　ライオンやサメが身体組成によって獲物を選んでいるなど、あり得ないように思える。

さらにあり得ないのは、どう猛な捕食動物を対象に、バッタで行ったような実験室実験を行うことだ。だがさいわい、実験者を食べてしまう可能性がそれほど高くない捕食動物が、多くの家で人間と暮らしている。

そんなとき、ある有名なペットフード会社の研究員、エイドリアン・ヒューソン＝ヒューズから連絡をもらった。エイドリアンは私たちの研究を知り、同じことが飼いネコや飼いイヌにもあてはまるかどうかを知りたがっていた。脊椎動物の捕食者が食餌のバランスを図るかどうかという疑問に答える絶好のチャンスがめぐってきた。

私たちはチャンスに飛びつき、エイドリアンのチームを訪ね、理論を検証するための幾何学的実験を一緒に設計した。実験は完了までに数年を要したが、待った甲斐のある成果が得られた。

すべてのケースで、家庭のペットの餌の選択と摂食行動を駆り立てていた最も強力な要因は、栄養バランスだった。そのうえペット動物の進化の歴史に興味深い違いがあることも明らかになった。

ネコは、タンパク質の総エネルギー比率が52%の餌を選んだ。これはイエネコやオオカミの祖先を含む、野生の捕食動物に典型的な比率である。

他方イヌは、実験対象の5犬種すべてで、タンパク質エネルギー比率がわずか25〜35%の餌を選択した。この比率はイヌの祖先種であるオオカミの比率よりはるかに低く、雑食性動物にずっと近かった。このことから、イヌは家畜化の過程で人間の手によってネコよりも大きく変えられたと推測される。

なぜだろう？　数年後、デイヴィッドはその有力な理由を目の当たりにした。

イヌは「人間の残飯」を食べるよう進化した

デイヴィッドはボルネオ島の泥炭湿地林にあるトゥアナン研究ステーションで、野生のオランウータンを調べていた。ステーションにはネコとイヌもいた。トゥアナンは観光に訪れるような場所ではなく、またそこで働く人間と同様、イヌとネコにも仕事を与えられていた。ネコは貴重な食料を脅かすネズミを捕らえるため、イヌはヒョウなどの野生動物の接近を知らせるために連れてこられていた。

デイヴィッドは働く動物たちについて、2つの重要な点に気づいた。

第一に、不公平だということ。餌を与えられていたのはイヌだけで、ネコは自力で生きていくしかなく、そのことがネズミ駆除のパフォーマンスを高めていた。

デイヴィッドが気づいた第二の点が、イヌが与えられていた餌の中身だ。研究ステーションは人里離れたへんぴな場所にあり、そこに着くには悪路を数時間走行し、それから森を流れる川を大きな木製の電動カヌーでさらに何時間も遡らなくてはならなかった。カヌーのスペースは貴重だった。人間の乗客はぎゅうぎゅう詰めになり、残りのスペースはすべて貴重な生活必需品と研究資材で占められた。

そんなわけで魅力的なドッグフードの缶詰や袋は、船に積まれることも、ステーションに届けられることもなかった。イヌたちは「ドッグフード」の発明前に、いや農業さえ発明されていない時代に、家畜化された祖先が食べていたような餌を食べるしかなかった。**「人間の残飯」**である。

おそらく、飼育されたネコとイヌが異なる主要栄養素の比率を好むのは、このためだろう。ネコは体が小さく、またネズミを減らす能力を買われることが多かったため、進化と家畜化を経る間も獲物を狩り続けた。

体がより大きなイヌについては、人間と家畜の安全のために、家畜化の過程でオオカミに備わった狩猟本能を交配によって取り除くことに重点が置かれた。そうして**イヌは狩りではなく、人間の残飯に頼らざるを得なくなった**。残飯は一般に肉食動物の獲物に比べ、炭水化物と脂肪の比率がずっと高いため、イヌはやがて飼い主である私たち雑食性動物に似た栄養を選択するようになったのだ。

農業の発明で「消化能力」が変わった

イヌの餌の変化がもたらしたもう1つの帰結として、イヌはアミラーゼ（デンプン消化酵素）を生み出す遺伝子を増やすよう進化することで、ほかの肉食動物に比べデンプンをより効率的に消化する能力を発達させた。

10章で見るように、人間も穀物などのデンプン作物の農業生産を行うようになると、同じような進化上の変化をたどった。

このことは、同じ環境条件——この場合でいえば農業がもたらした炭水化物の豊富な世界——が、異なる種の生物に同じような変化をもたらす、いわゆる収斂《しゅうれん》進化のプロセスを示している。**イヌはヒト化してきたのだ。**

それでも、私たちが調べた犬種の一部は、必要な比率の主要栄養素を餌から得ていたにもかかわらず、量を食べすぎていた。実際、私たちが算出した必要量を大幅に超えるカロリーを摂取していた。

ラブラドールが必要量のほぼ2倍を食べていたと聞いても、飼い主なら驚かないだろう。進化上の理由として考えられるのは、イヌの祖先であるオオカミが、ときたま仕留めた獲物を仲間と競い合ってむさぼり、その後何も食べない期間が長く続く、「饗宴と飢餓」のライフスタイルに適応したから、というものだ。

だが私たちのこれまでの物語に照らせば、このことは重要な意味をもっている。どんなに食いしん坊でも、栄養摂取のバランスを図る必要がある、ということなのだから。

捕食動物に見られる驚くべき栄養バランシングは、重要なことを教えてくれたが、同時に疑問も投げかけた。

採餌理論の一般的な考え方では、餌生物の組織には肉食動物に必要な比率で栄養素が含まれているから、捕食動物は栄養摂取のバランスを図る必要がないとされる。だが実際には捕食動物は、栄養摂取のバランスを図るために、餌を選択していた。なぜだろう？　捕食動物はこの点に関していえば、草食動物や雑食動物と大差ない摂食行動を取っていた。

そして私たちは気がついた——そもそもの前提が誤っていたのだ。

「季節」ごとに身体組成が変化する

採餌理論の誤りは、「動物の身体組成が一定でずっと変わらない」という仮定にある。

実際には、食べ物や季節、健康状態などの多くの要因によって大きく変化する。

先ほど紹介した研究にも、その一例が見られる。

デイヴィッド・マインツの実験では、餌生物であるハエの餌を変えることによって、クモのために太った獲物とやせた獲物を用意することができた。人間の体脂肪率もそうだ。オリンピック選手の体重に占める体脂肪の割合がわずか2%なのに対し、肥満の人では50%を超えることもある。**これは乾燥レンズ豆と、クリーミーなマヨネーズドレッシングの違いに相当する。同一の種なのに！**

さらに重要なことに、たった1つの栄養構成では、捕食動物の必要量を生涯にわたって満たし続けることはできない。なぜならほかの動物と同様、捕食動物の栄養ニーズは、成長期か成長後の繁殖期か、健康か病気か、若いか高齢か、活動量が多いか少ないかなどによって大きく変化するからだ。

だからこそ捕食動物は、草食動物や雑食動物と同様、特定の状況に合わせて食餌を最適化するために獲物を選択している。しかも豊富な種類の獲物の中から選べるから、最適化する機会はたっぷりあるというわけだ。

このことは、私たちがデイヴィッド・マインツとともに行った別の実験でも示された。

この実験の対象も、最初の実験と同じ、ゴミムシと2種類のクモだったが、少しひねりを加えた。デイヴィッドは野に出かけ、デンマークの寒い冬の長い眠りから目覚めたばかりのゴミムシを採集して、実験のために研究室に持ち帰った。

冬眠の間、昆虫は絶食状態にあり、前もって体内に貯蔵しておいた脂肪を燃やして生きている。そのため採集されたときにはやせ細っていて、脂肪を早急に必要としているはずだった。私たちが調べようとしたのは、この状態がはたしてゴミムシの餌の選択に影響を与えるかどうかだ。

炭水化物は「飛ぶ」のに必要な燃料

ゴミムシは最初、脂肪豊富な餌を選んだ。その後貯蔵脂肪が増えるにつれて、脂肪の摂取量を徐々に減らし、タンパク質の摂取量を増やしていった。

これも偶然ではなかった。ゴミムシは繁殖の準備期に入っていた。昆虫にとって、繁殖はタンパク質を多量に使うプロセスだ。

これではっきりした。この昆虫には、バランスの取れた「単一の食餌」というものは存在しないのだ。

栄養ニーズはライフサイクルを通じて変化する。また栄養選択は、活動レベルによっても変わる。

私たちと一緒に研究をしていた学生、ルイーズ・ファースは、様々な時間にわたってバッタを飛行させ、**飛行時間が最も長いバッタが、タンパク質比率がより低く炭水化物比率がより高い食餌を選択した**ことを明らかにした。炭水化物は、飛行に必要な燃料源なのだ。

「母乳」は赤ちゃんに合わせて成分が変わる

したがって、捕食動物を含むほぼすべての動物にとって、摂食とはぐらつく銃身で動く標的を狙うような心許ないプロセスだといえる。

最適な栄養バランスを達成する見込みを少しでも得るためには、銃身を安定させることに特化した、相互作用する複数の食欲というかたちのメカニズムが欠かせない。

このメカニズムを必要としない例外はおそらくごくわずかで、非常に特殊な場合に限定されるはずだ。

例外の1つが、動物のすべての栄養ニーズを満たすために特別に設計された食べ物、母乳である。とくに魅惑的なのが、オーストラリアのダマヤブワラビーの例だ。

赤ちゃんは母親のお腹の袋の中で生活するため、母乳以外のものを口にする機会がない。だが母乳は単一の食物とは名ばかりで、**時間とともに複雑に変化し、赤ちゃん**

のその時々の発達段階に応じて栄養組成を変えていく。たとえば脳、肺、爪、毛の発達期には、それぞれに適した多様な配合のアミノ酸が生成される。

おまけにメスは年齢の異なる2匹の子を同時に袋に抱えることもある。その場合には、特定の年齢に必要な栄養のカクテルを生成する専用の乳首が、それぞれの子に与えられる。

それでも、袋の中の恵まれた環境を出て自立すれば、こうした種もほかの種と変わらない摂餌メカニズムをもつようになると予想される。栄養ごとに特化した食欲メカニズムを発達させる必要が生じるのだ。

生物は「プランB」をもっている

こうして私たちは、最初の問いに答えることができた。栄養バランシングは実際に種を超えて広く見られ、例外は1つとしてなかった。

この行動が、草食動物、雑食動物、肉食動物の家畜種・非家畜種に見られることを実験で示した。そしてその理由を説明するために、採餌理論を見直した。

だが私たちは、野生での動物観察を習慣とする生物学者として、自然が親切にも栄養バランスの取れた食餌を確実に得られるほど豊富で多様な食物を提供してくれるのは、ごく限られた状況だけだと知っていた。

現実世界には、動物がすべての栄養素を適量摂ることができない状況はままある。そうしたアンバランスはごく頻繁に生じるため、動物はいわゆる「プランB」をもっているにちがいない――つまり食欲システムには、必要な栄養素が得られない状況に対処するための非常時対策があるはずだ。あるものの過剰摂取と別のものの過少摂取の折り合いをつけ、バランスさせるための対処法が必要になるはずだ。

まさにこれが、バッタ実験が答えようとしていた問いである――バッタにとってのプランBとは何だろう?

その答えは、「バッタは最終的に、ほかの栄養素よりタンパク質を優先させ、タンパク質の摂取ターゲットを達成するために必要とあれば、発達を遅らせ、肥満になることも厭わない」だった。

では人間にとってのプランBとは何だろう？　私たちの知る限り、この問いは提起されたことも、ましてや答えられたこともなかった。

私たちはこの問いに答えを出そうとした。そして次に起こったことが、私たちのその後のキャリアの方向性を決定することになったのである。

5章のまとめ

1. 最も意外な――ゴキブリからネコまでの――動物でさえ、適切な栄養に向かってまっしぐらに進むミサイルのような複数の食欲を利用して、バランスの取れた比率の食餌を得ることができる。

2. だが3章で見たとおり、食餌がアンバランスな場合は、「複数の食欲」が競い合う――そしてバッタの場合、競争に勝つのはタンパク質である。

3. 人間の場合はどうなのだろう？

6章

ヒト
人間もバッタも「タンパク質」ファースト

2001年のある日、学部生のレイチェル・バトリーが、スティーヴのオフィスのドアを叩いた。「課外研究プロジェクトのアイデアを探しているんです」と彼女は言った。「できれば何かヒトに関することで」

珍しいリクエストだった。課外研究プロジェクトを探していることではなく——それはオックスフォードの動物学部生の必修だ——昆虫やアナグマといった、動物学的な対象ではなく、**ヒトを対象にしたいという点が**、である。

この種の研究で、人間を対象にすることにはいろいろな難題があるのだ。

「おや、そうかい」とスティーヴは答えた。「実はバッタの実験で、ヒトを対象にやってみたいとずっと思っていたものがあってね……」

「自己申告」だと人はずるをする

私たちはバッタ実験の優雅なまでにシンプルな結果を見て、人間はどうなのだろうと考えるようになった。

具体的にいえば、人間は、私たちが思っているほど異質で複雑な存在なのか、それとも自由意思やら文化的装飾やらを取っ払ってしまえばバッタと同じで、何をどれだけ食べるかを、強力な生物学的な牽引力によって決められているのか、ということだ。

また、もし主要栄養素に対する食欲が、そうした基本的な生物学的牽引力の一部だとすれば、もう1つ疑問が浮かび上がってくる。肥満の増加の最大の原因は、一般に考えられているとおり、脂肪や炭水化物なのだろうか？　なにしろ肥満の世界的流行を引き起こしている摂取カロリーの増加は、タンパク質ではなく、脂肪と炭水化物のかたちで摂取されているのだ。タンパク質摂取量はここ数十年あまり変わっていない。

だが人間を対象とする研究は、食事内容の正確な記録が得られないという難点に初期から悩まされてきた。

ほとんどの研究は、被験者の過去数日間の食事内容を自己報告に頼っている。**問題は、人間が忘れっぽいことだ。そのうえ他人だけでなく自分も騙したりウソをついたりする。**

栄養学者のジョン・デ・カストロの話を紹介しよう。

彼は被験者に食事の写真を撮ってもらうことで、この問題を解決できたと思っていた。画像を見て思い出しながら質問票に記入してもらえば、まちがいは起こらないはずだと。

ところがそうはいかなかった。彼はこの現象を「ブラウニーの謎」効果と名づけている。カロリーたっぷりの濃厚なブラウニーがしっかり写真に収められていたのに、被験者は食事日記のスプレッドシートに果物や野菜、鶏ムネ肉を忠実に記録しながら、なぜかブラウニーだけは記入しなかったのだ。

思い出し法に頼るより、人間の被験者をバッタと同じように扱ったほうが、より正確なデータが得られる——つまり人間を一定期間隔離・監禁し、たった1種類の乾燥した実験餌だけを与えるということだ。そうすれば摂食を信頼できる方法で確実に測定できるが……その一方で志願者が殺到することもなくなってしまう。

さいわい、レイチェルがすばらしい解決策を提供してくれた。彼女の家族は、スイスアルプスの山奥に山小屋をもっていた。快適で、最寄りのスーパーマーケットやバーからもほどよく離れた場所だ。レイチェルは10人の大学生の友人と家族を募って山小屋に連れていき、1週間カフェインもアルコールもチョコレートも与えず、人間バッタとして扱った。

「ヒト」で実験をする

実験は次のような段取りで行われた。

被験者は最初の2日間は、肉、魚、卵、乳製品、パン、果物、野菜などのビュッフェから、好きなものを好きなだけ食べることができた。食べたものはすべて重さを計量され、また食品成分表をもとに各食品のタンパク質、炭水化物、脂肪の含有量が計算された。

各被験者が摂ったすべての食事と軽食につき、これらすべてのデータが記録された。

続いて3日目と4日目に、被験者は2つのグループに分けられ、食品の選択肢を狭められた。

一方のグループは高タンパク質食のビュッフェ——肉、魚、卵、多少の低脂肪乳製品、少量の果物と野菜——を提供され、もう一方のグループは肉・魚・卵抜きの様々な低タンパク質／高炭水化物・高脂肪食——多量のパスタ、パン、シリアル、そしてデザートまで——を与えられた。

このときも、すべての被験者は与えられた食事を好きなだけ食べることができ、選択した食品のカロリーと主要栄養素の含有量が記録された。以前のバッタやクモ、ゴキブリ、そのほかの動物を対象とした実験と、まったく同じ方法だ。

その2日間が終わると、今度は2日間、全員がすべての食品を含む最初のビュッフェに戻され、それからお役御免となって再び野に放たれた。

バッタと「同じ結果」が出た

２００２年７月、私たち２人は多忙なオックスフォードでの研究生活を一時離れ、国際高等研究所のフェローとして、それぞれの家族を連れて１年間ベルリンに居を移した。

私たちはこの1年間を、スイス山小屋研究の結果を深く掘り下げることから始めた。被験者は自由に食事を選択できた第1段階では、予想摂取量に近いカロリーを摂り、タンパク質のカロリー比率は約18%だった——この比率も予想どおりである。これまでの研究で、世界中の人々の標準値として15%から20%という比率が示されている。

ちなみに、これはケリーが30日の観察期間にわたってヒヒのステラで確認した主要栄養素の比率——タンパク質比率17%——にも非常に近い値だった。

驚いたことに、被験者が高タンパク質食のグループと、高炭水化物・高脂肪食のグループに分けられた第2段階では、**被験者全員が自由選択段階と同じタンパク質の摂取量を維持した。**

つまり**高炭水化物・高脂肪食だけを与えられたグループは、タンパク質の摂取ターゲットを達成するために、自由選択段階に比べて総摂取カロリーを35％増やさなくてはならず、他方高タンパク質食だけを与えられた被験者は、摂取カロリーを38％減らした**のだ。

被験者の大学生の反応は、明らかにバッタと同じだった。タンパク質に対する食欲が、食品の総摂取量を決定していたように思われた。

人間は「もったいない」から全部食べようとする

とはいえ、これは答えではなく単なる示唆にすぎないことを、私たちは重々承知していた。

この実験が示したのは、複雑で数が多く多種多様な人間のうちのほんの小さな大学生の集団が、コントロールされた状況下で、ある特定の方法で摂食した、ということにすぎない。

この結果は、「ヒトとバッタの摂食傾向は似ている」という以外の理由でも説明できるだろうか？

たとえばこの研究では、被験者が実験に参加する以前に、どのような食事を摂っていたかを調べていなかった。もしかすると、2つの集団は偶然にも、もともと食事パターンが異なっていたのかもしれない。

それに、プラスチックの箱に1匹ずつ入れられたバッタとは違って、学生はきわめて社会的な環境で食事をしており、仲間の選択の影響を受けやすかった。また、動物は好きなときに食べるのを止められるのに対し、**人間は残すのは悪いから、もったいないからといった理由で、皿にあるものをすべて食べようとする。**これを表す、「強迫性完食」という科学用語まであるほどだ。

こうした潜在的欠陥があるとはいえ、レイチェルの実験は非常に興味深い結果を示していた。バッタとヒトの行動の類似性を確認したことで、自信をもって次の仮説を立てることができた。

「タンパク質が乏しいがカロリーが豊富な食環境では、ヒトはタンパク質の摂取ターゲットを達成しようとして、炭水化物と脂肪を過剰摂取する。だが高タンパク質食しか得られない場合は、炭水化物と脂肪を過少摂取する」

このことがもつ意味は、計り知れないほど大きい。

身体活動で消費されるカロリーが不変と仮定すれば、高炭水化物・高脂肪食はやがて体重増加を招き、高タンパク質食は体重減少につながる。

いずれにせよ、**どんな場合にも最優先されたのは、一定量の——多すぎず、少なすぎない量の——タンパク質の摂取**であるように思われた。

これが、私たちが食べるほかのすべてのものに影響をおよぼすタンパク質の力、すなわち**「タンパク質レバレッジ」**である。

タンパク質不足で「過食」になる

もし今後の研究によってこれらの結果が裏づけられれば、この仮説はいくつかの重要な疑問を解き明かすためのまったく新しい、画期的なアプローチになる可能性があった。

たとえば、なぜ肥満とそれに関連する重大な疾患は、ここ数十年で疫病のように世界的に広がったのだろう？

この時点まで、肥満急増の原因に関する議論のほとんどが、食事の余剰カロリーの大半をもたらしている2つの主要栄養素である、炭水化物と脂肪に焦点を当てていた。タンパク質は総摂取カロリーのわずか15％にすぎないし、タンパク質の摂取量は過去数十年間、世界中の人々の間であまり変化していない。

といっても、タンパク質豊富な食品の摂取パターンには大きな変化が見られる。たとえば一部の国の経済発展に伴い赤身肉の需要が増加し、鶏肉生産の工業化により欧米型の食事で鶏肉の比重が高まっている。

だがタンパク質を含む食品を合計したタンパク質の総摂取量は、植物性であれ動物性であれ、ここ何十年もの間、世界全体でおおむね横ばいになっている。

したがってこうしたデータをもとに、公衆衛生専門家の間で「肥満の蔓延はタンパク質のせいではない」という見方が主流を占めるのは不思議ではない。

なにしろ世界中でウエストの増加を招いている過剰カロリーの大半は、脂肪と炭水化物から摂取されているのだ。

だが私たちのバッタの研究と、いまやヒトの研究は、別の説明を示唆していた。**摂取量が一定だからこそ、タンパク質を注意深く調べる必要がある**のだ。

タンパク質欲は、脂肪と炭水化物の比重が高まりつつある食料供給の世界で、タンパク質の摂取ターゲットを達成するために過剰なカロリーを摂取するよう、私たちを駆り立てているのではないだろうか？

発表を妨げられるほど「間違い」を指摘した論文

国連食糧農業機関（ＦＡＯ）の栄養素利用可能性（栄養摂取とまったく同じではないが、十分近い）に関するデータベースによれば、１９６１年から２０００年にかけて、アメリカの平均的な食事組成は重要な変化を遂げ、タンパク質比率は14％から12・５％に低下した。

その分上昇したのはもちろん、脂肪と炭水化物だ。**アメリカ人は、このタンパク質比率の低下した食事でタンパク質の摂取ターゲットを達成するには、総摂取カロリーを13％増やすしかなかった。**そしてその結果が、エネルギー（カロリー）余剰と、ひいては体重増加である。

誰も注意を払っていなかったが、ここ数十年間の動きをひとことでいえばそうなる。

私たちはスイス山小屋研究の結果をまとめて２００３年に発表し、それから第二版の草案を書き始めたが、それが発表されるまで２年もかかった。題して「肥満：タンパク質レバレッジ仮説」である。どちらの論文も、人間栄養学の分野に波紋とためらいをもって迎えられた。

スティーヴは2005年にケンブリッジ大学で講演を行った際、その後の夕食会の席で、この分野の重鎮に打ち明けられた。彼はタンパク質レバレッジ仮説の論文が発表にこぎ着ける前の審査段階で、審査を引き延ばしたというのだ。

なぜそんなことをしたのだろう？　彼はこう言った。**あなたたちはおそらく正しいのだろうが、私のような人間栄養学の分野の研究者にとって、これほど明白に思われることを見落とし、しかも2人の昆虫学者に先を越されたことが、どんなにつらかったかをわかってほしい**と。

実験食の「おいしくない」影響

ベルリンでの1年間を終えてオックスフォードの多忙な生活に戻った数か月後、デイヴィッドはニュージーランドにポストを得、またスティーヴは、キャリアの大半を海外で過ごしたオーストラリア人科学者を本国に呼び戻すために特別に設置された、オーストラリア研究評議会連邦フェローシップを得て、シドニー大学に着任した。
このフェローシップは自由度が高く、新しく刺激的な研究プログラムを立ち上げることだけを求められた。

私たちがシドニーで最初に取り組んだプロジェクトの1つが、スイス山小屋研究の強化版である。

強化版は、もとの研究の2つの不確かな側面を制御することを目指していた。第一に、もとの研究では実験食の嗜好性（おいしさ）の違いを考慮に入れていなかった。もしかすると、被験者は用意された高タンパク質食の味を嫌い、そのせいで高タンパク質食だけを与えられた際に、食が進まなかったのかもしれない。またもしかすると低タンパク質／高炭水化物・高脂肪食の被験者は、実験食の味をとても気に入り、体が欲する以上に食べてしまったのかもしれない。

いいかえれば、タンパク質の摂取量がつねに変わらなかったのは、まったくの偶然だった可能性がある。

第二に、自由選択段階と制約段階での食事の摂取量の違いは、提供された食品数の違いによるものだったのかもしれない。

自由選択段階では、制約段階の2倍の数の食品から選ぶことができた。多様性が被験者の摂食に影響をおよぼしていた可能性がある。

今回の実験では、すべてのメニューで同数の食品を提供しつつ、タンパク質比率の違いを何らかの方法で隠し、また食品のおいしさに差がないようにしたかった。

科学的探究の多くが、このような方法で進行する。重要な意味をもち得ることが観察されると、それが真実であり、それ以外の説明がないことを証明するために、新たな実験が設計されるのだ。

低タンパク質食で「摂取カロリー」が12％増

シドニーでのプロジェクトには、栄養科学者アリソン・ゴスビーの助けを借りた。彼女は苦心しながらも巧みに28種類の食品を設計し、それらを組み合わせて朝食、昼食、夕食、軽食のメニューをつくった。

すべての食品につき、総エネルギー(カロリー)は同じでタンパク質比率が10%、15%、25%の3つのバージョンを用意した。また各食品の3つのバージョンは、実験の被験者でのテストにより、嗜好性が同等であることが確かめられた。

次にアリソンは22人の健康でやせ形の志願者を集め、4日ずつ3回に分けて、シドニー大学睡眠研究センターの宿泊施設に少人数のグループで(人間バッタのように)缶詰にした。

アリソンは被験者を毎日1時間散歩に連れ出し、その間被験者がこっそり抜け出してスナックを買いに走ったりしないよう監視した。被験者は、全員が毎週同じメニューを食べ続けていると思っており、また実験の目的を知らされていなかった。

嗜好性、エネルギー密度、多様性、提供数のすべての点で、抜かりはなかった。もし被験者のタンパク質摂取量に違いが見られるとすれば、それはメニューのタンパク質比率の違いによる可能性がきわめて高かった。

はたして今回の被験者は、スイスの山小屋の学生と同じように行動し、低タンパク質食では食べる量を増やすだろうか?

実際、彼らはそのとおりの行動を取った。**低タンパク質食を与えられた被験者は、その週の間、摂取カロリーを12％増やした。**12％という総摂取カロリーの増加は、世界的な肥満の蔓延を説明するのに十分である。

私たちは現代世界の食事の縮図をつくり、前の実験と同様、憂慮すべき結果を得た。

人は「スイーツ」より「しょっぱいスナック」が食べたい

興味深いことに、余剰カロリーのほとんどは、食事量の増加ではなく、間食から来ていた。

実験では甘い系としょっぱい系の両方のスナックを提供した。たぶんあなたは、余剰カロリーはすべてスイーツのせいだと思うだろう。

ところがそうではなかった。**増加したカロリーのほぼすべてが、しょっぱい系の、旨みの感じられるスナックから摂取されていた。**

旨みは食品がタンパク質を含んでいることを知らせるシグナルだ。低タンパク質／

高炭水化物・高脂肪食の被験者は、味だけタンパク質に似せて高度に加工された食品を食べていたため、体がタンパク質を欲し続けていた。

その後私たちは、シドニーの実験を少し変えたものをジャマイカで行う機会を得た。当時デイヴィッドが拠点としていたオークランドでの研究仲間、サー・ピーター・グラックマンの紹介で出会った、西インド諸島大学のテレンス・フォレスター教授の計らいである。

2011年にデイヴィッドは博士課程学生クラウディア・マルティネス＝コルデロと一緒にジャマイカの首都キングストンに向かい、テレンスと彼の博士課程学生クラウディア・キャンベルの実験準備を手伝った。

この実験は、ほとんどの点でシドニーでの実験と同じだったが、1つ違いがあった。バッタやゴキブリなどの実験で行ったように、人間の被験者が同じタンパク質の摂取ターゲットを達成したかどうかを調べ、達成した場合は、被験者が摂取した主要栄養素の比率を調べることにした。

みんな「タンパク質比率15％」の食事になる

63人の志願者は最初の3日間、タンパク質比率が10％、15％、25％のメニューから好きなものを自由に組み合わせて食べることができた。つまり組み合わせ次第で、タンパク質比率が10％から25％までの食事をすることができた。

それでも**被験者全員が、多様な選択肢を組み合わせて、全体とすればタンパク質比率が15％に非常に近い食事を摂った。**これは世界中のほとんどの人が摂取している比率に近い値である。

続いて、各被験者にタンパク質比率が10％、15％、または25％だけの食事を与えた第2ステップでは、シドニーでの実験と同じ結果が出た。今回も低タンパク質食を与えられた被験者は、全体的な摂取量と摂取エネルギーを増やし、5日間の実験期間中に体重増加の兆しさえ見せた。

私たちの動物研究は、人間に関するきわめて大きな問題、いや、最大の問題の1つ

——人間が200万年におよぶ人類史に類を見ないほどの体脂肪を蓄積するようになった原因は何だろう？——を解き明かす可能性があるように思われた。

だが科学の厄介な点であり、すばらしい点でもあるのは、何かを発見すれば、解明されなくてはならない新たな疑問が生じることだ。この発見も例外ではなかった。

6章のまとめ

1. ヒトはバッタと同様、ターゲット量のタンパク質を摂取することを優先させる。
2. ヒトはタンパク質が欠乏し炭水化物が豊富なこの世界で、タンパク質のターゲットを達成するために、炭水化物と脂肪を過剰に摂取し、肥満のリスクを負っている。
3. 食事のタンパク質比率が高い場合、ヒトはタンパク質の過剰摂取を避けるために、炭水化物と脂肪の摂取を減らす。
4. 高タンパク質食が減量を促すのは、このためである。だがなぜカロリー不足のリスクを負ってまで、タンパク質の過剰摂取を避けようとするのだろう？

7章

タンパク質

「スリム」か「寿命」か

私たちは、人間の肥満の謎を解き明かす重要な手がかりを見つけたかのように思われた。ただ食事のタンパク質比率を高めるだけで、そのほかの栄養素の摂取が減り、肥満や糖尿病、心臓病、そのほか肥満関連の健康障害のリスクが下がるのだ。

だがもしそうだとしたら、なぜ自然はタンパク質欲に上限を設けたのだろう？　何かが腑に落ちなかった。

タンパク質不足の何が問題かは、いうまでもない。前に見たように、タンパク質は身体の構築・維持・修復と繁殖に欠かせない窒素の主な供給源だ。十分なタンパク質がなければ生きていけない。

だがなぜ人間はタンパク質の過剰摂取をこれほどまでに——高タンパク質食では、食べる量を体重維持に必要な量より減らしてまで——避けようとするのだろう？

もちろん、減量は多くの現代人にとって歓迎すべきことかもしれないが、人類史全体を通して見ればけっして望ましいことではない。むしろその逆で、人間にとってはいかに生存に必要なだけの食料を得るかが問題だった。

体重減少を確実に招く食べ方をするなど、自殺行為だった。

北極で起きた「タンパク質中毒」

私たちの食欲は、まるで「タンパク質を過剰摂取するくらいなら、エネルギー枯渇のリスクを負ってでもカロリーを過少摂取したほうがいい」と伝えているかのように思える。

これだけをとっても、タンパク質の過剰摂取には何か非常に望ましくない影響があることがわかる。タンパク質欲のような高度に調整された制御機構が、偶然に進化することはあり得ない。生存と繁殖の役に立たない特性は次第に衰え、やがて失われるのが進化の鉄則だ。

それに、タンパク質の大量摂取が体に悪いという証拠もある。**「ウサギ飢餓」**と呼ばれる現象がその1つだ。

これはウサギを餓死させるという話ではない。アメリカの探検家アドルファス・グリーリーが指揮した、1881年から1884年の北極探検での教訓である。科学研究のために北極に遠征した25人の隊員のうち、19人が命を落とした。

ウサギ肉は脂肪分が極端に少なく、羊肉の28%、牛肉と豚肉の32%に対し、わずか8%ほどだ。残りはタンパク質で、炭水化物はほとんど含まない。

毎日ウサギ肉だけを食べていると、脂肪と炭水化物に対するタンパク質の比率が非常に高いせいで、たちまちタンパク質中毒に陥る。これはほかの2つの主要栄養素の摂取に比べてタンパク質の摂取が極端に多いときに起こる、まれな栄養障害である。

北極探検家のヴィルヤルマー・ステファンソンもタンパク質中毒を経験し、次のように書いている。「ウサギを食べる者は、ビーバーやヘラジカ、魚などのほかの食料源から脂肪を得ていない場合、約1週間で下痢を起こし、頭痛、倦怠感、不快感を生じる」

人間が「共食い」をした

もちろん、この破滅的な北極探検の間、ウサギ肉（やそれ以外の食料）が豊富にあったわけではない。

ステファンソンによれば、グリーリー探検隊員のタンパク質中毒は、食料が枯渇したあとの隊員同士の共食いによるものだったらしい（モルモンコオロギの実験を彷彿とさせる）。生存者たちがそこまで切羽詰まった頃には、彼らの体はウサギ肉と変わらないほど体脂肪が減っていたはずだ。少なくとも、そう伝えられている。

チャールズ・ダーウィンも『ビーグル号航海記』の中で、タンパク質に対し十分な量の脂肪と炭水化物を摂る必要性を説いている。

「ここ数日間は、肉以外のものを何も口にしていない。この新しい食事を嫌うつもりはまったくないのだが、激しい運動をするときでなければ、とても食べられたものではないと感じる。聞くところによれば、イギリスの重病患者は動物性の食事に限定された場合、たとえ生き延びる希望が目の前にあったとしても、それを食べ続けることはできないそうだ。なのにパンパスのガウチョ人は、私たちと生活をともにしている数か月の間、牛肉以外のものを一切食べていない。だが私の見たところ、動物質の成分がそれほど高くない、脂肪を大量に食べている。彼らはアグーチなどの干し肉をとくに嫌う」

とはいえ、人間のタンパク質の摂取ターゲット（総摂取カロリーの約15％）は、この症状を引き起こす水準の40％から50％にはほど遠い。

したがって、摂取ターゲット以上にタンパク質を摂取することに何らかの悪影響があったとしても、それは重度の下痢や死ほど深刻なものではないはずだ。

脂肪を食べない動物は「数」が減る

動物種の中には、タンパク質比率の高い食餌に耐性をもつだけにとどまらず、それを必要とするよう進化した種もある。つまり、多量のタンパク質を摂取することの弊害が何であれ、それは進化によって長い年月をかけて克服され得るということだ。5章で説明したとおり、私たちはネコ、イヌ、クモ、ムシを含む多様な捕食動物種で実験を行い、これらの動物が、人間のわずか15%に比べ、カロリーの30%から60%をタンパク質のかたちで摂取する必要があることを示した。

これはもちろん、不思議でも何でもない。これらの動物種は、タンパク質が豊富なほかの動物を主に捕食するよう進化したのだから。

しかし**捕食動物でさえ、環境が許す場合はターゲット以上にタンパク質を摂取することを避けるし、また食餌中のタンパク質比率が高くなりすぎれば、脂肪を激しく渇望するようになる。**脂肪が不足すると、捕食動物の生息個体数が激減することがある。
この一例は、北大西洋の海鳥の個体数に見られる。過去数十年間の海鳥の個体数の急減は、乱獲により海鳥の餌である脂肪分の多い魚の数が大幅に減少したせいである。そのため海鳥は、脂肪分がより少なく、タンパク質がより豊富な獲物種を食べるしかなくなり、飛行や渡りに必要なエネルギー貯蔵を維持できなくなっているのだ。

タンパク質をほかの栄養素に対して過剰に摂取することの代償を理解し、何であれそうした代償と、タンパク質を過少に摂取することの代償とを比較するための方法が必要だった。

そしてその頃、スティーヴはある人物とパーティーで偶然の出会いを果たした。

「食べる量」を減らせば長寿になる

2005年、スティーヴは家族を連れてオックスフォードからシドニーに移り、賃貸の新居に引っ越したばかりだった。新しい隣人たちがちょうど通りでパーティーを開いていて、スティーヴの一家を招いてくれた。

夜も更けた頃、スティーヴは新しく知り合ったデイヴィッド・ルクーターと世間話をしていた。シドニー大学の老年学教授で臨床医のルクーターは、スティーヴが生物学者だと知ると、「健康的な老化の生物学」というテーマの国際会議で、栄養について講演してくれないかと誘った。

スティーヴは二つ返事で引き受けたが、翌朝目覚めて途方に暮れた。「何てことをしてしまったんだ？　老化の生物学なんて何も知らないのに……」

そんなわけでスティーヴはニュージーランドのデイヴィッドに連絡を取り、2人で科学文献をくわしく調べ始めた。

読めば読むほどますます興味を引かれ——そして困惑した。

肥満、2型糖尿病、心臓病、脳卒中、認知症、がんなどの病気の発症率は、加齢とともに急激に上昇する。

老化のプロセスには、こうした慢性疾患を引き起こす何かがあるため、多くの人が老後の長い年月を健康に不安を抱えながら過ごすことになる。

2005年当時、食事と老化の生物学の関係について、ある重要な考えが流布していた。**「摂取カロリーを最大で4割、人間でいえば1日当たり1000カロリーほど減らすことで、すべての動物種は寿命を延ばすことができる」**

食べる量を減らすことによって、肥満を避けるのではなく、老化の生物学的プロセスそのものを遅らせるというのだ。

「カロリー制限」で繁殖数が減る

カロリー制限と老化の研究には、長い歴史がある。

ヴェネツィアの裕福な貴族のルイジ・コルナロ(1464~1566年)は、贅の限りを尽くした生活を送り、暴飲暴食に明け暮れていたが、中年になって健康状態が悪化し、生死をさまようまでになった。

侍医の勧めでカロリー制限食を取り入れ、毎日ほんの数百gの食品しか食べない生活を始めた。コルナロは健康を取り戻し、80代になって『長く健康的な人生を確実に手に入れる方法:悪い体質を改善する手段』と題した本を書き、節度のある生活と極少食こそ長寿の秘訣と説いた。彼は102歳で大往生したとされる。

1935年にはコーネル大学のクライブ・マッケイらが、ラットに関する画期的論文「成長遅滞が寿命の長さと最終的な体格に与える影響」を発表し、摂取カロリーを制限すると寿命が延びるという、説得力ある研究結果を初めて示した。マッケイのカロリー制限されたラットは、栄養状態のよいラットに比べ、成長が遅かったが、寿命は長かった。

それ以降、酵母細胞からミミズ、ハエ、サルに至るまでの多くの生物について、カロリー制限が寿命を延ばしたという報告が相次いでいる。

だがカロリー制限には悪影響が1つある。**これらすべての種で、寿命が延びると繁殖数が減ったのだ。**

この寿命と繁殖のトレードオフの関係から、一方のプロセスにエネルギーを費やすことが、他方のプロセスに犠牲を強いる、という考えが生まれた。つまり、生物は寿命を延ばすことか、子を産み育てることのどちらか一方にしかカロリーと資源を費やせないという考えである。

またここから生まれたもう1つの考えが、繁殖には「消耗」という直接的な代償が伴う、というものだ。赤ちゃんの世話で寝不足になったことがある人ならうなずけるだろう。

科学者自らが「実験台」となった

だが現代では、子どもが少なく寿命が長いのは「いいとこ取り」だと思う人は多いだろうし、現に先進国の少子化と長寿化がこれを裏づけている。

人間のカロリー制限を早期に研究する機会となったのが、アリゾナ州で行われた科学実験、「バイオスフィア2」である。バイオスフィア2は外界から切り離された生態系で、ミニチュアの熱帯雨林から砂漠、小さな海、マングローブの湿地、サバンナ、小さな農場までを含む、巨大温室だった。

1991年に開始した実験で、バイオスフィア2内での2年間の自給自足生活に志願した8人の科学者の1人に、UCLAの研究者でカロリー制限論者として知られるロイ・ウォルフォードがいた。

彼ら「バイオスフィアリアン」は実験期間中、低カロリー食に必要なだけの食物しか生産できなかった。ウォルフォードの報告によれば、科学者たちの体重は減少し、全員の代謝に良好な変化（血圧の低下、血糖制御の改善など）が見られたという。

この結果は、過去にカロリー制限されたラットに見られた変化と一致した。

こうしたすべてはとても興味深いのだが、私たちがなぜ困惑したのかを説明しよう。

カロリー制限に関する研究業績には、3つの主要栄養素のそれぞれの役割を別々に検証したものがただの1つもなかったのだ。私たちはもちろんそれまでの研究の重点を踏まえ、寿命伸長を引き起こしたのが総摂取カロリーの少なさなのか、あるいはカロリーの源が決め手なのかという疑問をもった。いいかえれば、**タンパク質、脂肪、炭水化物のそれぞれが――また単独でだけでなく、混合としても――老化に与える影響とは何だろう？**

そんなわけでスティーヴは、健康的な老化に関する会議で挑発的な講演を行い、「カロリー制限が寿命を延ばす」という結論を裏づける証拠に疑問を投げかけた。総摂取カロリーがカギだと結論づけるには十分な根拠がなく、カロリーの総量よりも、それをどこから得るかが重要なのかもしれないと論じた。

実際、齧歯類とハエの研究によって、摂取カロリーよりも、タンパク質や特定のアミノ酸（メチオニンや分岐鎖アミノ酸など）のほうが重要である可能性が示されていると言い放った。

スティーヴは二度と講演に呼ばれることはないだろうと覚悟した。

「ショウジョウバエ」はヒトに似ている

だが聴衆は気分を害するどころか、栄養幾何学というレンズでカロリー制限をとらえ直すよう促してくれたのだ。

そこで私たちはカロリーの影響を栄養素から切り離すための計画を練り、これほど大がかりな実験課題に着手するには、小型で寿命の短い動物、そう、昆虫から始めるのがいいだろうという結論に至った。

私たちが目をつけた動物は「ショウジョウバエ」だ。ショウジョウバエは老化の生物学の研究で盛んに使われるモデル昆虫であるほか、遺伝や分子生物学の研究に用いられることでも知られる。

意外にもショウジョウバエは、ヒトの健康を理解するのにうってつけのモデルでもある。**ヒトの病気を引き起こす遺伝子の4分の3が、ショウジョウバエにもある。**

またヒトは寿命と老化を制御する遺伝子もショウジョウバエと共有しているが、ショウジョウバエの平均寿命はとても短いため、誕生から死までの実験をたった2か月で完了できる利点があるのだ。

タンパク質が「ウイルス」に最も効く物質

「ボブ」という名は、クァン＝パム・リーがオックスフォードの私たちの研究室に博士課程学生として入学することを求めて、1999年に韓国から書いてきた手紙で名乗っていた名前だ。手紙には美しい蝶の手描きのカードが同封され、彼が生まれながらの昆虫学者であることを知らせていた。

クァンは博士課程在学中に、毛虫はウイルスに感染すると食の嗜好が変化し、炭水化物に対するタンパク質の摂取比率を高めることを明らかにした。**タンパク質は、ウイルス感染の治療に最も有効な薬なのだ**。

クァンはその後、プロジェクトを拡張すべく、ケン・ウィルソンと共同研究を行うためにイングランド北部のランカスターに移った。ここでも精力的に研究に取り組み、優れた成果を挙げた。

だが、陰鬱な天候を耐えがたく感じていた彼は、シドニーで大規模なショウジョウバエの老化研究をやらないかという私たちの誘いに飛びついた。

この研究では、バッタで行ったのと同様の実験を設計した。

1000匹を超えるショウジョウバエのそれぞれに1種類の実験餌を与え、成虫の期間を通して追跡する。脂肪は、ショウジョウバエのエネルギー収支に占める割合がわずかでしかないので、実験ではタンパク質と炭水化物に集中し、これらの比率を様々に変えた28種類の液体餌をつくった。

寿命で「地図」をつくる

ショウジョウバエの幼虫（ウジ虫）を、まずガラスビン内で一般的な実験餌を与えて飼育した。幼虫は（ほんの数日間で）完全に孵化し、サナギを経てハエの成虫になる。

メスになったハエは、交尾のためにオスと24時間一緒にして、その後1匹ずつ別々のガラスの小ビンに隔離した。各ビンの底にはメスバエが卵を産みつけられるよう湿らせた紙が敷かれ、ビンの上部には28種類の実験餌のうちの1種類の入った極細のガラスのストロー（100万分の5リットル）が1本ついたストッパーが取りつけられていた。ハエは口吻《こうふん》と呼ばれる、液体を吸い込むスポンジ状の管を使って、ストローから餌を吸い取る方法をすぐに習得した。

毎日、ストローに新鮮な餌が補充されると、クァンと研究室の年長のポスドク、フィオーナ・クリソルド（ストロー方式の設計者）が、各ハエのその日の摂取量を測定した。また顕微鏡を使って、産みつけられた卵の数を数えた。最長2か月でハエは自然死した。

実験終了時点で、各ハエの毎日の摂取量と寿命、産卵数のデータが得られた。では、各ハエのタンパク質と炭水化物の摂取量をグラフにプロットするとしよう。紙には最終的に1000個の点の雲が描かれた。次に、ハエの寿命を示すために長さの異なる1000本のピンを用意しよう――ピンが長いほど、長い寿命を指している。そして最後にこのピンを、該当するハエの栄養摂取量を示す点に刺してみよう。こうして、ハエの摂取量に対応した、様々な長さの1000本のピンの森のようなものができた。

これらの情報をすべて反映した3次元地図のようなピンの森は、「反応地形」と呼ばれる。地形の形状を見れば、ハエの寿命が全体として餌にどのように反応したかを知ることができる。

もしすべてのピンが同じ長さなら、地形は完全に平らな台地状になり、すべてのハエが、何を食べようとも同じ長さだけ生きたことになる。

だがもし地形が山脈状で、タンパク質と炭水化物のある組み合わせではピンが高くなり、別の栄養バランスでは低くなっていれば、ハエの餌が実際に寿命に影響を与えたことがわかる。

「カロリー」は寿命と関係ない

これをもう少し簡単に視覚化するために、3次元のピンの森を2次元の地図に表してみよう。ピンの長さを色の濃淡で表し、最も長いピンの頭を黒、最も短いピンを白、その間のものを様々な色合いの灰色で塗る。

これを上から見下ろすと、グラフの長寿の領域が黒で、短命の領域が薄い色になる。

私たちははやる気持ちを抑えながら、ハエの摂取データをもとに、栄養摂取量の1000個の点をグラフにマッピングし始めた。それが終わると、ハエの寿命と生涯産卵数のデータを入力した。

もしカロリー制限論者の一般的な見方が正しい場合、どんなグラフが現れるかはわかっていた。餌の総摂取カロリーが通常の摂取量の60％程度にまで低下すれば、餌のタンパク質対炭水化物比とは関係なく、寿命が延びているはずだ。

私たちはボタンをクリックして、コンピュータがカラーグラフと、関連する統計表を作成するのを待った。そしてそれは現れた――グラフから飛び出しているかのようなその形状は、革新的な結論を示していた。

寿命は総摂取カロリーとはまったく何の関係もなく、タンパク質と炭水化物の摂取比率と強い関係を示していた。

次のページに、その日画面上に現れたグラフを示した。

「高タンパク質のハエ」が最も短命だった

左側のグラフを見ると、寿命の長さを示す色が、グラフの上部の「低タンパク質／

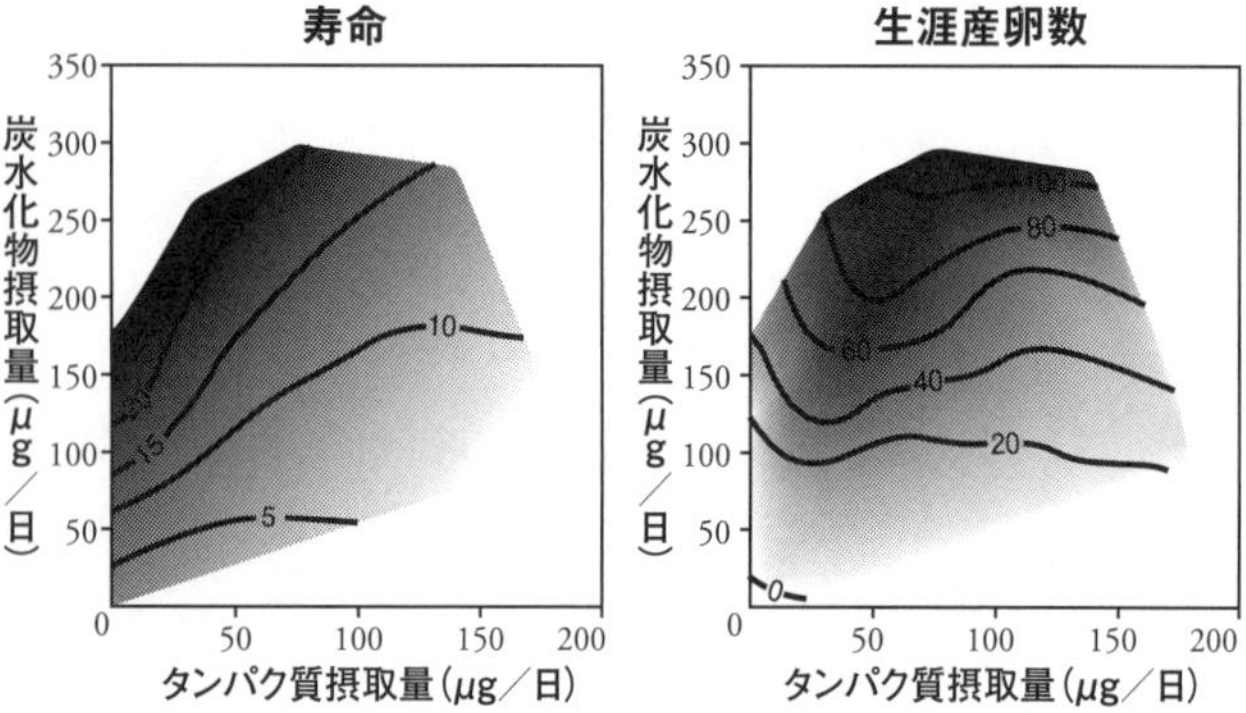

〔1μg(マイクログラム)は100万分の1g〕

タンパク質と炭水化物の比率の異なる28種類の餌の1つで飼育されたショウジョウバエの寿命(日数)と生涯産卵数の反応地形

高炭水化物食」の領域では黒く、それより下の「高タンパク質/低炭水化物食」の領域では薄い灰色へと変わっていくのがわかるだろう。

このことから、餌のタンパク質比率が高まるにつれ、ハエの寿命が徐々に短くなっていったことがわかる。

そしてハエは高タンパク質/低炭水化物食で最も早く死んだ。

だが繁殖についてはどうだろう? それは右側のグラフで確かめてほしい。

産卵数が最も多かったのは、ハエが寿命を最も延ばしたであろう比率よりも高い比率でタンパク質を摂取したときだ。

1：16のタンパク質対炭水化物比が最長寿命を支えたが、産卵数を最も増やすには1：4の比率が必要だった。

だが繁殖にさえ、タンパク質過剰の状態があった――**タンパク質対炭水化物比が1：4を超えると、産卵数は減少したのだ**。

タンパク質に関して、この結果が意味することは明らかだった。

少量のタンパク質を摂取すれば、長生きするが子孫を多く残せない。タンパク質の摂取をそれより少し増やせば、子孫は増えるがそれほど長生きできない。さらに摂取を増やせば、寿命も延びず子孫も増えない――少なくともあなたがショウジョウバエの場合はそうなる。

私たちの研究結果は、寿命と繁殖がトレードオフの関係にあることを示した。それまで考えられてきたように、寿命と繁殖が一定量のエネルギーと資源をめぐって競い合うのでもなく、また繁殖そのものが寿命を短くするような損傷を引き起こすのでもなかった。**繁殖と寿命では、栄養上の要件が異なる**のだ。

子孫を多く残すためにはある食事を選び、死を遅らせるためには別の食事を選ぶ必要がある。同じ食事で両方の成果を達成することはできない。

生物は「長寿」より「繁殖」を選ぶようになっている

それ以来、クァンのショウジョウバエ実験の結果は、私たちをはじめ、世界中の研究仲間によって、同じ種やほかの多様な種（コオロギ、ハチ、アリ等々）を用いて再現されている。

また昆虫がタンパク質供給のアミノ酸バランスを調整することによって、同じ餌で寿命と繁殖の両方を最大化する巧妙な方法も明らかになっている。

だが自然環境では、ハエは寿命を延ばすか、産卵を増やすかのどちらかの目的のために食べることはほぼまちがいない。いいとこ取りはできないのだ。

しかし、ハエは食べるものを自由に組み合わせることができる場合、どちらの選択肢を選ぶだろう？

この疑問に答えるために、別の実験でハエに赤ちゃんか長寿かを選ばせた。つまり、高炭水化物食（長寿）か、高タンパク質食（多くの卵）かのどちらかを選択できるようにした。

ハエが取った行動のヒントを教えよう。あなたがこの状況でたぶん選ぶだろう選択肢の反対だ。そう、**ハエは最長寿命ではなく、最多産卵数を支えるタンパク質と炭水化物の組み合わせを選んだ**のである。

人間でいえば、これは15人の子を産んで40歳で死ぬことに相当する。200年ほど前の人の一生は、まさにそんな感じだった。当時生まれた子どものほとんどが、5歳になる前に亡くなっていたことを考えるとうなずける。

だが少なくとも現代に暮らす私たちにとっては、そんなによい話には思えない。

しかしショウジョウバエ(とおそらくヒト以外のほとんどの種)は、長生きすることより、できるだけ多くの遺伝子を残すことを重視する。まさにダーウィン進化論が予想したことだ——遺伝子を残すことが子孫繁栄のカギを握る。

「ハエでは?」への反論

ショウジョウバエの老化に関する私たちの論文は、2008年に発表されると大きな議論を巻き起こした。

この論文によって基本前提を覆された、カロリー制限を研究する仲間たちは、ハエは哺乳類でも、ましてや人間でもないと、すかさず反論してきた。

もちろん、彼らの言うとおりだ。哺乳類がカロリーだけに反応するのか、ハエのように主要栄養素のバランスに反応するのかを、私たちはこの時点でまだ示していなかった。それに、タンパク質の過剰摂取が哺乳類に――寿命または繁殖の面で――代償をもたらすのかどうかも示していなかった。

論文が発表される前の査読段階でも、ある匿名の査読者が懐疑的な反応を示した。

「結論として、本稿は短命の無脊椎動物種の食餌制限に応用可能な設計の新しいアプローチを示しているが、齧歯動物に実際に応用できるかどうかは不明である」

私たちはこれを挑戦として受けとめ、ハエよりもう少しヒトに近い生物種の研究に乗り出そうと決めた。

7章のまとめ

1. タンパク質の摂り過ぎに何らかの代償が伴うかどうかを明らかにするために、シヨウジョウバエを使った実験で、主要栄養素の摂取比率の違いがハエの生涯におよぼす影響を調べた。

2. 最長寿命と最多産卵数には、それぞれ別の食餌が必要だった。「低タンパク質／高炭水化物食」で飼育されたハエが最も長生きした。「高タンパク質／低炭水化物食」は早死を招いた。タンパク質比率が高めで炭水化物比率が低めの——だがタンパク質比率が高すぎない——餌で飼育されたハエが、最も多くの卵を産んだ。

3. より複雑な動物、たとえば哺乳類についてはどうなのだろう？

8章

人間に近い種

長寿の仕組みは「イースト細胞」も「ヒト」も同じ

昆虫のおかげで、栄養を地図化する方法を習得できた。ハエ実験では、寿命と繁殖を餌の栄養素比率の上にマッピングした。

またハエ実験は魅惑的な可能性も示していた。栄養幾何学を利用すれば、健康のすべての側面をマッピングできるのではないだろうか？　いいかえれば、減量、長寿、繁殖の最大化、感染症予防など、希望するそれぞれの目標に適した栄養バランスを達成するために、栄養幾何学を利用できるのではないか？

それができたらどんなに役に立つだろう。この問いに答えるには、ショウジョウバエの老化の論文の査読者が、「現実的ではない」と示唆したことを敢行する必要があった。

それは、ヒトにかなり近い動物を対象とした、大規模な実験を実施することである。

マウス研究は「6トン」の餌が必要になる

ショウジョウバエ実験の結果にまだ興奮冷めやらぬなか、私たちはマウスの超大規模実験を考案した。

シドニーでの私たちの研究仲間で友人である、老年学者のデイヴィッド・ルクーターを研究チームに迎えた。またスティーヴが指導していた若手生物学者のサマンサ・ソロン＝ビエも、博士課程の研究としてプロジェクトに参加した。

この実験では数百匹の実験用マウスを、主要栄養素と食物繊維の比率が異なる25種類の実験餌のうちの1つで生涯にわたって飼育し、栄養バランスがおよぼした影響をマッピングできるかどうかを調べた。

ハエとは違い、マウスは（ヒトと同様）多量の脂肪を食べるため、餌中のタンパク質と炭水化物だけでなく、脂肪の比率も変える必要があった。そのため実験の規模と複雑さが何倍にもなり、すべての種類の餌の比率を測定するのは並大抵のことではなかった。

マウスはハエのようにたった数か月ではなく数年生きるうえ、ハエの数十万倍もの重量がある。1000匹のハエの実験には数リットルの液体餌と1年未満の期間を要したが、マウスの研究には6トンの餌と5年ものハードワークが必要になる。

そのうえ採取したすべての検体を分析し、その結果を解釈するのに、幅広い専門家チームの助けを借りる必要があり、このプロセスは今なお続いている。

またすべてを行うために、百万ドルの助成金が必要だった。

平均寿命の「2倍」生きたマウスの出現

マウスは社会的な動物だ。そこで2009年から、離乳したばかりの仔マウスを同性同士3匹ずつで集団飼育した。性的不満がたまるのは避けられないが、雌雄を交ぜてこれ以上事をややこしくしたくなかった。そうでもしなければ、実験室はすぐに仔マウスであふれてしまう。

マウスは飼育用ケージに入れられ、金属製の貯蔵槽からペレット状の実験餌を与えられ、数年後に自然死するか、または中年後期（15か月頃）に人道的に安楽死させられるまで飼育された。安楽死させたマウスは生体機能の全側面を評価され、生化学的解析のために組織を採取・貯蔵された。

この「採取」は複雑な工程で、それぞれが単一の作業を担う専門家たちによるライン作業として行われた。

まずマウスは安楽死させられた（これを行う方法に関しては、一般人と獣医、専門分野の科学者からなる大学の動物倫理委員会が定めた、厳格なルールがある）。続いてマウスは全身をスキャンされ、身体組成（体脂肪量と除脂肪組織量）を測定され、筋検体を採取され、直ちにミトコンドリア機能解析を実施され、それから残りの体が作業ラインに送られて、臓器を摘出された。

それぞれの器官と組織の検体は保存の準備をされ、液体窒素で瞬間凍結されるか、化学薬品に浸漬《しんし》された。これらの検体が、私たちがすでに発表した発見や、これからの発見を生む宝庫になったのである。

その後も数千時間の実験室作業が続いた。

様々な組織や器官における遺伝子発現のパターンが記録され、数百の血液中の化学物質が詳細に分析され、膨大な数の腸内微生物が解析された。

これに加え、免疫マーカーと栄養素検出に関連する生化学経路の活動が記録され、組織の細胞構成の詳細が定量化された。その後さらに数百時間をかけて、生成された膨大なデータの解析が行われた。

残りのマウスは、最終的にすべて自然死した。そのうちの1匹、私たちがメトセラ〔旧約聖書に出てくる、969歳まで生きたという伝説の人物〕と名づけた最長寿命のマウスは、平均寿命の2倍の4年以上生きた。

タンパク質が「精巣」と「子宮」のサイズに関わる

この実験だけで、開始から完了まで5年を要した。
マウスはハエと同様、低タンパク質／高炭水化物食で最も長生きしただろうか？
それが私たちの仮説だったが、仮説は検証されるためにある。

たしかにメトセラは低タンパク質／高炭水化物食で飼育されたマウスだったが、ただの外れ者だった可能性もある。実際、生物学には例外がつきものだ——例外は進化の原材料になる。しかし研究で特殊例にとらわれすぎると、結果に潜む真のパターンを見過ごすリスクがある。

また、自分の見たいものしか見えないリスクもある。そこで役に立つのが統計学だ。データの乱雑さやバラツキの根底にパターンが存在する場合、それを見抜くうえで統計学は欠かせない。

寿命のグラフが画面にとうとう現れた。それはハエの反応グラフと驚くほど似ており、統計データも疑いようがなかった！

「低タンパク質・高炭水化物」は寿命にいい

グラフの色の濃い領域は、低タンパク質／高炭水化物食のマウスが実際に長生きしたことを示している。

興味深いことに、私たちがハエで発見したように、重要なのはタンパク質だけではなかった。**低タンパク質が最長寿命を促進するには、高炭水化物と組み合わさる必要があった**。人間でいえば、肉や魚、卵を減らしながら、低カロリーの野菜や果物、豆、全粒粉穀物などの健康的な炭水化物を増やすことに当たる。

また、低タンパク質／高脂肪食は、低タンパク質／高炭水化物食のような長寿のメリットをもたらさないことも明らかになった。人間でいえば、肉や魚、卵、それに炭水化物も減らしながら、バターや植物油、揚げ物などの脂肪分の多い食品を増やすことに当たる。

そしてやはりハエと同様、最も短命だったのは高タンパク質／低炭水化物食で飼育

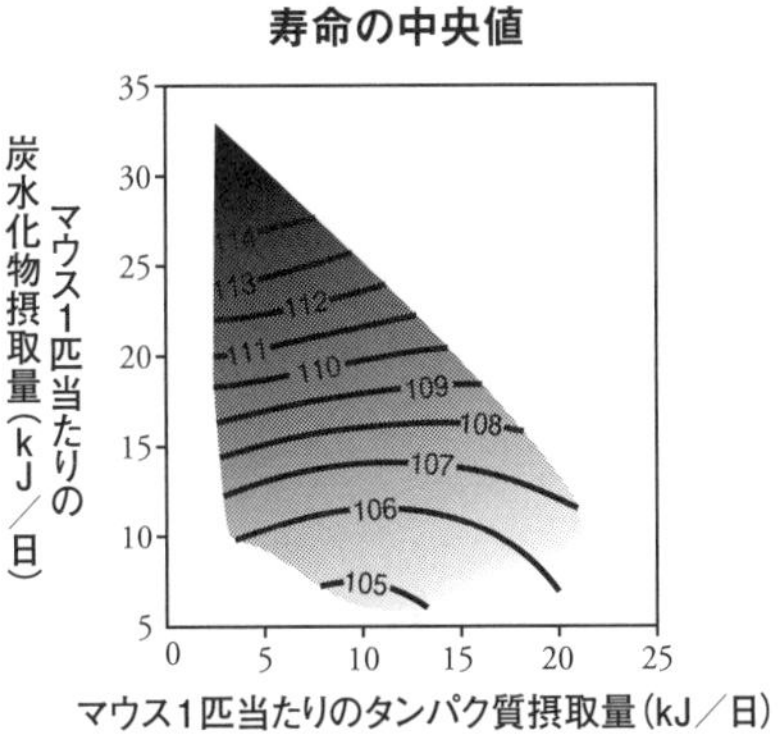

タンパク質と炭水化物の比率の異なる餌で飼育されたマウスの寿命（週数）。脂肪はここには示されていない。最も大きな影響をおよぼしたのは、タンパク質対炭水化物比だった。

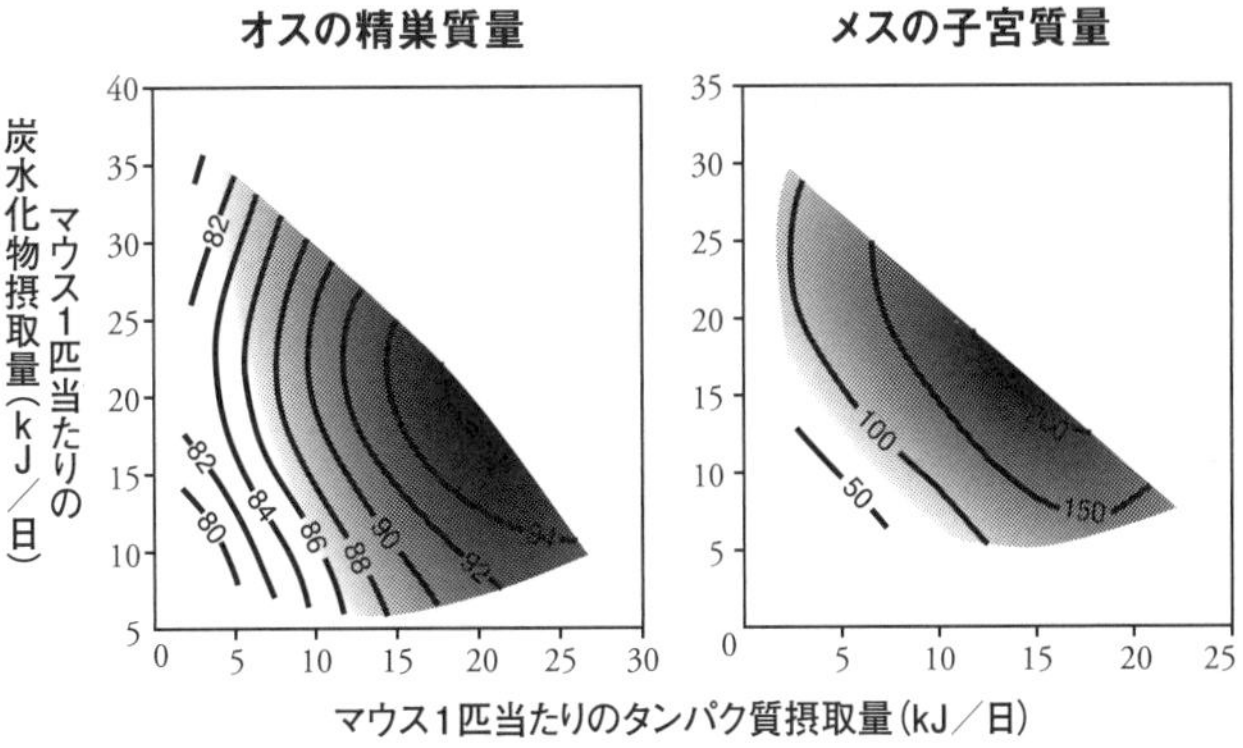

タンパク質と炭水化物の比率の異なる餌で飼育されたマウスの生殖器の大きさ（mg）。ここにも脂肪は示されていない。

されたマウスだった。グラフではその領域が最も白いのがわかる。低炭水化物食の平均的なマウスはハエと同様、長生きできなかった。

では繁殖についてはどうだったのか？　ここでは高タンパク質食が有利だった。オスのマウスが大きな精巣（多数のメスとの交尾に有利）を発達させ、メスが大きな子宮（多くの仔を抱えることができる）を発達させるには、高タンパク質食が必要だった。

要するに、**長寿と高い繁殖能力には、まったく異なる食餌が必要だったのである**。

マウスの実験は、私たちがハエで観察した反応をただ再現しただけでなく、おまけがついてきた。マウスに関しておよそ考えられるすべてのものを採取・分析したおかげで、次の問いを追究し始めるためのデータが手元に揃っていた。

「なぜ低タンパク質／高炭水化物食で飼育された動物は、高タンパク質／低炭水化物食の動物よりも長生きするのだろう？」

タンパク質を過剰に摂取することの弊害とは、実際のところ何なのだろう？

「テロメア」の長さが変わる

読者の中には、すでに「テロメア」をご存じの人もいるだろう。寿命を延ばし老化を遅らせる役割を担うことから、テロメアはしばらく前から人気と名声を博している。

テロメアとは染色体の末端にあるキャップ状の構造で、細胞複製に欠かせない重要な要素が細胞分裂時にほつれてしまうのを防いでいる。靴紐の先端のほつれを防ぐプラスチックの覆いにたとえられることが多いが、実際には、染色体の機能と完全性を保つ働きをする、きわめて精巧な小さな機械といったほうが近い。

加齢とともに、傷ついて古くなった細胞の入れ替えが何度もくり返されるうちに、テロメアはどんどん短くなり、ついには染色体の末端部分が露出し、細胞分裂の際に複製エラーを犯すようになる。

やがてエラーが蓄積して、様々な組織や器官の老化を引き起こすのだ。

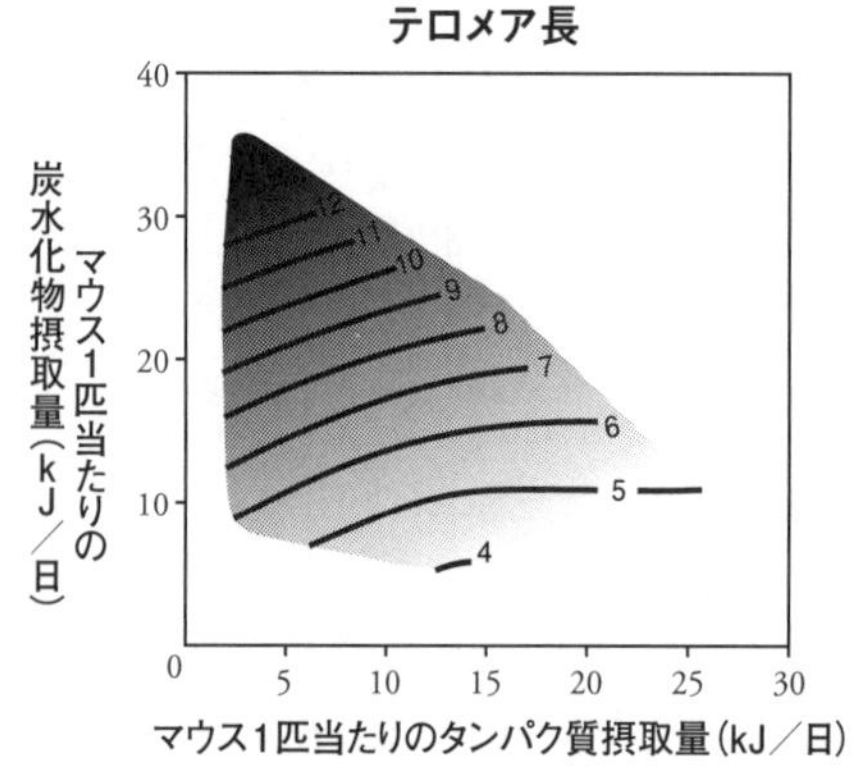

タンパク質と炭水化物の比率の異なる餌で飼育されたマウスのテロメア長（単位は1000塩基対）。データ提供：博士課程学生ラウル・ゴカーン。

寿命をマッピングしたグラフをもとに、次の予測を立てることができた。

もし私たちが発見した餌に対する反応のパターンが、その根底にある老化の生物学的機構の違いから生じているのなら、マウスのテロメアの長さのマップの基本的な形状は、寿命のマップと同じになるはずだ。

ではどうだったのか？　上のテロメア長のグラフを見てほしい。

見覚えのある形状だろう？　寿命のグラフ（171ページ）と照らし合わせると、非常によく似ていることがわかる。

低タンパク質／高炭水化物食のマウス

は、テロメアがより長く、より長生きした。高タンパク質／低炭水化物食のマウスは、テロメアと寿命がより短かった。

思ったとおりだ——この結果は、テロメアに関する一般常識（長いほどよい）を裏づけるとともに、低タンパク質と高炭水化物の組み合わせが長寿をもたらすという私たちの予想とも一致していた。

「老化」は食事で調整できる

続いて、主要栄養素の摂取バランスと、ほかの老化を計るマーカー（指標）、たとえば免疫機能、主要な栄養シグナル経路の活性度、ミトコンドリア機能などとの関係を測定した。

これらのパターンはすべて一致した。つまり、**食餌を利用して、老化の基本的な生物学的プロセスを強めたり弱めたりできる可能性がある**ということだ。

もし本当ならすごいことになる。

ヒト（やマウス、ハエ、それにイースト細胞）の生理的機構の中心には、2つの対立する生化学的経路がある。これらの経路は、すべての動物のまったく異なる2つの生命の「成果」を導いている。

1つ目を「長寿経路」――わかりやすくいうと「状況が好転するまで身を潜めてじっと待て」経路――もう1つを「成長・繁殖経路」――「チャンスを逃すな、あとは野となれ山となれ」経路――と呼ぼう。

重要な点として、**これら2つのシステムは互いに抑制し合う関係にある。**

一方が機能しているときは、もう一方は機能しない。食料と栄養が不足すると、長寿経路が作動し、成長・繁殖経路は停止する。細胞とDNAの修復・維持システムが活性化し、いつか世界が変化して食料が豊富になり、繁殖という進化上の目的を果たせるようになるまでの間、動物の健康を維持する。

いつまで続くかわからない期間を、この状態で待機する。世界が変化せず、成長・繁殖経路への切り替えに必要な栄養が不足した状態が続けば、動物は子孫をもたないまま長い一生を送ることになる。

「断食」が長生きに効く

だが**食料が豊富で十分なタンパク質が得られるときには、長寿経路は停止し、成長・繁殖経路が作動する**。

体は新しい細胞をつくり始めるが、それとともにDNAや細胞、組織を損傷や摩耗から保護し修復するシステムの「ダイヤル」を弱める。細胞は必要なタンパク質を生成する際にエラーを起こすようになり、異常な折りたたみ構造のタンパク質やそのほかの細胞のゴミが蓄積され、細胞分裂時のエラーの頻度が高まる。

こうした問題は、動物が生存し、成長していくうえで避けられない。呼吸をしないと生きていけないのと同じで、これらを避けることはできない。その結果、がんやそのほかの疾患リスクが高まり、寿命が縮まる可能性がある。

だが進化という観点からすれば、動物が成長し繁殖できる限り、それは容認できる代償ということになる。

低タンパク質／高炭水化物食が長寿経路を作動させ得ることを、このマウス研究は初めて明らかにしたのだ。

ここで前章のカロリー制限の話に戻ろう。

私たちのハエとマウスの実験は、40％のカロリー制限が寿命を延ばすのは、カロリーの摂取量が減るからではないことを示した。より重要なのは主要栄養素のバランスであり、またカロリー摂取を制限しなくても長寿効果が得られることがわかった。

しかし、これらの実験では、ハエとマウスに食料への無制限のアクセスを与えた。つまり割り当てられた特定の餌だけを、いつでも好きなだけ食べることができた。

これは、マウスを使った従来型のカロリー制限研究で用いられてきた実験方法とは異なる。従来型の研究では、動物はカロリー制限食を一度にまとめて与えられ、それを1、2時間で食べ尽くしてしまえば、翌日まで何も食べるものがない。

そしていまや世界中の研究グループによって示されているとおり、そうした状況下で長寿経路を作動させるのは、カロリーを摂取しない時間、すなわち**「断食」**である。

つまりマウスの長寿経路は、（必ずしも摂取カロリーを減らさずに）炭水化物に対するタンパク質の比率を下げることによって、または断食によって、あるいはこれらの組み合わせによって、作動させることができる。

マウスは長寿と「引き替え」に太った

その後もマウスのデータ解析を続け、食餌のバランスと、老化の生物学だけでなく、私たちの測定した健康のさまざまな「成果」、たとえば耐糖能とインスリン値（これらはヒトの2型糖尿病の指標である）、血圧、コレステロール、炎症マーカーとの関係も調べられることがわかった。これらはどれも、健康診断で調べられるおなじみのマーカーだ。

そしてここでも明らかな関連性が認められた。次ページのグラフを見てほしい。

低タンパク質／高炭水化物食のマウスは、グルコースが血液から除去されるまでの時間が最も短く（健康的だということ）、ＬＤＬ（悪玉）コレステロールが最も低か

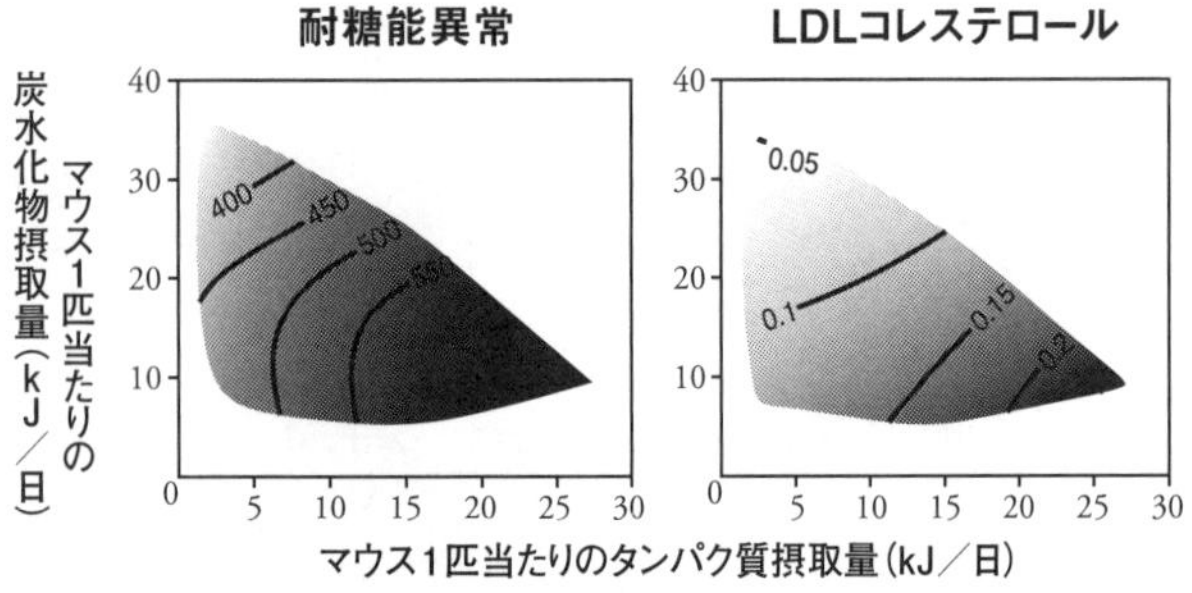

タンパク質と炭水化物の比率の異なる餌で飼育されたマウスの血糖値（AUC：血糖上昇曲線下面積）と悪玉コレステロール（mmol／L）。どちらのグラフも、低い値（色の薄い領域、低タンパク質／高炭水化物食に当たる）は、高い値（色の濃い領域、高タンパク質／低炭水化物食に当たる）に比べ、より健康的であることを示している。

った。そしてタンパク質の比率が上がり炭水化物が下がるにつれ、色が濃くなっていくのがわかる。

低タンパク質／高炭水化物食で生涯にわたり飼育されたマウスは、最も寿命が長いだけでなく、老化と老後の健康を測るマーカーが最も良好だった。

これは健康で長生きしたい人にとってすばらしい手がかりになりそうな発見である。

だが1つ難点があった。**低タンパク質／高炭水化物食のマウスは太っていた**のだ。

「肥満は健康に悪い」と断言できない

その理由は、低タンパク質／高炭水化物食のマウスは高タンパク質食のマウスよりも多くのカロリーを摂取したからだ。

これは、ここまで説明してきたタンパク質レバレッジの影響である。脂肪または炭水化物の比率の高い餌だけを食べていると、十分なタンパク質を摂取しようとして食べすぎてしまう。その結果どうなるかはおわかりだろう。

実はこの反応は、ヒトよりマウスのほうが弱いのだが、それでも肥満を起こすには十分だった。

そして重要な点として、エネルギー密度の高い脂肪や炭水化物の代わりに、難消化性の（したがってカロリーゼロの）食物繊維を混ぜてタンパク質を薄めたところ、マウスはそれでも十分なタンパク質を得るためにより多くの餌を摂食し、長生きした。

そして、太らなかったのだ。

しかし、なぜ私たちの体は太るような方法でものを食べさせようとするのだろう？

肥満は健康に悪いはずだろう？
そうでもあるが、そうでもない。

炭水化物以上に「脂肪」は悪い

低タンパク質／高炭水化物食の長寿で健康だが太ったマウスと、低タンパク質／高脂肪食の同じくらい太ったマウスを比較したところ、重要な違いがあった。**後者の集団は寿命が短いうえにかなり不健康だった。**つまり、ただ脂肪に対する炭水化物の比率を変えるだけで、比較的良性の肥満か、不健康な肥満をつくり出せる、ということになる。

どちらのケースでも、マウスはより多くのタンパク質を得ようとして食べすぎたが、**脂肪の摂取を増やすほうが、炭水化物の摂取を増やすより不健康になった。**

そんなわけで、新しい疑問が生まれた。良性の肥満と不健康な肥満の違いはどこから来るのだろう？

チャールズ・パーキンス・センターの研究仲間アンドリュー・ホームズとの共同研究で、その手がかりをマウスの結腸に見つけた。低タンパク質／高炭水化物食のマウスは、低タンパク質／高脂肪食のマウスに比べ、腸内により健康的な微生物叢をもっていた。ほかにも違いがあった――肝臓から放出される「ＦＧＦ21」（繊維芽細胞成長因子21）と呼ばれるホルモンの濃度が、低タンパク質／高炭水化物食のマウスは驚くほど高かったのだ。

ＦＧＦ21は、タンパク質欲の制御における重要なシグナルであることがわかっている。ＦＧＦ21はインスリン感受性を改善させ、代謝の健康を促進する効果がある。つまり、血液中のブドウ糖を細胞に取り込むためにインスリンをそれほど生成する必要がなくなる。

またＦＧＦ21は、過食の状態でエネルギー消費を促す。

「タンパク質欲ホルモン」が人体に備わっている

これらの要因は、マウスだけでなくヒトにおいても重要な役割を果たしている。ルイジアナ州立大学ペニントン研究所のクリス・モリソンと行った別の実験で、私たちはFGF21の濃度が上昇すると、マウスはタンパク質豊富な餌を明確に選択することを明らかにした。

そこで（6章で説明した）シドニー食事試験のヒトの被験者から採取し保存してあった血液検体を調べてみると、被験者が10％の低タンパク質食を与えられた期間中は、やはりFGF21のレベルが大きく上昇したことがわかった。

科学の歩みは速いもので、これを執筆している今も、FGF21がこれまで見逃されていたタンパク質欲ホルモンであること、またFGF21が炭水化物欲のスイッチオフに関与していることを裏づける、いくつかの重要な論文が発表されつつある。

このように、肥満は予想以上に複雑だということをマウスは教えてくれた。

単にやせているからといって、健康で長生きできるわけではない。それどころか、**高タンパク質／低炭水化物食のセクシーなやせたマウスは、すべてのマウスの中で最も寿命が短く、見栄えのいい中年の死体になった。**なぜなら、高いタンパク質対炭水化物比は、急速な老化に関連する経路を激しく活性化させ、細胞とDNAの修復・維持メカニズムを弱め、老化やがん、そのほか慢性病を促進する比率でもあるからだ。

これは望ましい状態とはいえない。そしてこれはおそらく、マウスに限った話ではない。なにしろ老化と代謝に関する限り、人間はマウスと生物学的に同じなのだ――前述の長寿経路と成長・繁殖経路は、すべての生化学的詳細に至るまで人間とマウスでほとんど同じである。

「三大栄養素の比率」で生態はコントロール可能

マウスの実験を通して、餌を簡単に操作するだけで、様々な結果を引き起こせることがわかった。

まるでダイヤルをひねるように、これを少し増やしあれを少し減らすだけで、肥満を起こすことも止めることも、筋肉を増やし体脂肪を減らすことも、がんを予防することも促進することも、老化を遅らせることも速めることも、繁殖を促進することも抑制することも、腸内微生物叢を変化させることも、免疫系を起動させることもできるのだ。

私たちはただタンパク質と脂肪、炭水化物のダイヤルをひねるだけで、このすべてを実際にマウスで行った。またその結果をグラフで明確に視覚化して、マウスを健康にするための非常に正確な食餌を提案することができた。

そして原理上は、人間を健康にするための食事も提案できるはずだ。

私たち2人は長年のうちに科学界で「信じられないほど大規模な実験を行う研究者」という評判をもらうようになった。

だが残念ながら、動物実験と同じように厳密に管理された誕生から死までの実験を、ヒトで行うことはおそらく不可能だ。

しかしハエとマウスから得られた新しい理解をもとに、ヒトの食事と長寿に関する先行研究を見直し、有益な教訓があるかどうかを調べることはできる。

「低タンパク質／高炭水化物食」が、ヒトの長寿と健康をもたらすことを示唆する証拠はあるだろうか？

超・長寿地域は「同じパターン」で食べていた

それがあったのだ。「ブルーゾーン」と呼ばれる世界の超長寿地域に暮らすすべての人が、まさにそうした食事を摂っている。

ブルーゾーンとは、ダン・ビュイトナーが2008年の著書『ブルーゾーン　世界の100歳人（センテナリアン）に学ぶ　健康と長寿のルール』で流行らせた用語だ。ブルーゾーンの人々には、栄養以外にも、良好な社会的交流や身体的に活発なライフスタイルといった共通の特徴がある。

だが興味深いことに、私たちの実験結果だけをもとに、彼らの食事の主要栄養素のバランスが健康寿命を延ばすことを予測することもできる。

ブルーゾーンの住民の中でおそらく最も有名なのは、日本の沖縄の人々だろう。

沖縄は100歳以上の人口割合がほかの先進国平均の5倍である。

サツマイモと葉物野菜を主体に、少量の魚と赤身肉を組み合わせた伝統的な沖縄食は、タンパク質比率がわずか9％（食糧難の地域を除けば世界最低水準）、炭水化物が85％、そして脂肪がわずか6％だ。これは実験の最長寿命のマウスが摂取していた比率にほぼ相当する。

伝統的な沖縄の食事を摂っている人は、肥満とほぼ無縁だった。その理由の1つは、**食事の食物繊維含有率が高いから**である。

これは重要なことだ。**食事に十分な食物繊維が含まれると、カロリーの過剰摂取を駆り立てるタンパク質レバレッジの効果が弱められる。**食物繊維は胃で膨潤し、消化速度を遅らせ、腸内微生物の餌になる――これらすべてが組み合わさって、空腹感を抑える効果がある。

この食物繊維の多くが、沖縄の人の主な炭水化物源であるサツマイモや、そのほかの野菜や果物に含まれているのだ。

心疾患発症率が世界最低の「チマネ族」の食事

残念ながら現代の沖縄の人々の食事内容は、伝統食から欧米型に近づきつつあり、それとともに肥満や糖尿病が増えている。

もう1つ、最近明らかになった、現代の基準からすれば考えられないほど健康的な人々が、心疾患の発症率が世界で最も低い、ボリビアのチマネ族だ。チマネ族は伝統的な狩猟採集と焼畑農業を組み合わせた生活を送っており、食事の栄養構成はタンパク質14%、炭水化物72%、脂肪がわずか14%だ。主な炭水化物源は玄米、オオバコ、キャッサバ、トウモロコシ。これらは沖縄の人のサツマイモと同様、嵩高《かさだか》な食物繊維が豊富な植物性食品だ。

これらの生きた実例は、ハエとマウスの研究にもとづく予測と合致する。

このことは重要なことを教えてくれる。どういった食事が、ヒトを含む動物の健康にどのような影響をおよぼすかを理解する手段として、実験は重要なのだ。

だが実験からわかることは、全体像の半分でしかない。同じように重要な残りの半分は、動物が実験室の外の現実の生活で、実際にどのような食餌を目にするのか、そして自然が提供するそうした食餌にどのように反応するかを知ることにある。

これを調べるには白衣を脱いで、野生に足を踏み入れなくてはならない。そうしてようやく、人間の食事のジレンマについて根本的なことを理解できるようになる。人間の生物学的な仕組みが進化した環境から遠ざかることは、大変な事態を引き起こしかねないのである。

8章のまとめ

1. 私たちはマウスの大規模研究に着手し、タンパク質、炭水化物、脂肪、食物繊維の比率の異なる餌で、生涯にわたってマウスを飼育した。
2. マウスもハエと同様、低タンパク質/高炭水化物食が最も寿命が長く、最も中高年期の健康状態がよかったが、最も繁殖能力が高かったのは高タンパク質/低炭水化物食だった。

3. 低タンパク質食は、成長と繁殖につきものの損傷からDNAと細胞、組織を守る、長寿経路を作動させることで寿命を延ばした。長寿経路は、イースト細胞から人間までのあらゆる生物に普遍的な仕組みである。

4. タンパク質、脂肪、炭水化物、そして食物繊維のダイヤルをひねることで、インスリン抵抗性を伴う／伴わない肥満を予防することも起こすことも、寿命を延ばすことも縮めることも、繁殖を促進することも阻害することも、筋肉量を増やすことも減らすことも、腸内微生物叢や免疫系を変化させることも、それ以外の多くのこともできる。私たちは多くの目的を実現するために食事を調整する新しい方法を発見した。

9章

食環境

科学者が命を賭して観た現実世界

ノーベル物理学賞受賞者レオン・レーダーマンは、かつて言った。「実験室作業に集中する間、外部世界は消え去り、執着がすべてになる」

まさに私たちがバッタ、ゴキブリ、ハエ、マウス、そのほかの生物での研究で経験したことだ。そしてその甲斐あって、肥満と長寿に関するいくつかの基本的な真実を明らかにすることができた。

だが私たち生物学者には、この名言にあてはまらない重要な違いがある。どんなときも頭から遠ざけてはならない、外部世界の一部があるのだ。それは**研究対象の種が**

進化した世界、ふだん暮らしている世界である。

実験室で観察される生物学的な仕組みが、なぜ今のようなかたちで存在するのか、動物にとってそうした機構がどんな意味をもっているのか、そのような機能と環境の古来のつながりが人間の介入によって壊されたときにどういう問題が起こるのかを理解するカギは、そうした環境にある。

これらの疑問に駆り立てられて、デイヴィッドは1989年にアリゾナ砂漠に向かった。スティーヴのオフィスでバッタ大実験のデータを分析する、2年前のことである。

その目的は、ある珍種の昆虫が、自然の生息環境である砂漠でどのような生態をもっているのかを調べることにあった。

「観察実験」はとにかく時間を食う

暑くなり始めていた。私（デイヴィッド）は自分で招いた苦しみに耐えていた。

この日の午前中とそれまでの数日間を、バッタを追跡して過ごしていた。細心の注意を要する仕事だ。近づきすぎれば脅かしてしまうし、離れすぎれば見失う恐れがある。私はバッタに全神経を集中させていた。

数時間すると目の焦点が定まらなくなってきた。暑さはますます厳しくなり、唇はひび割れ、鼻孔と喉は砂埃で覆われていた。喉が渇き始めた。

そのときやっと気づいたのだ。日の出直前にこのバッタを見つけた藪の下に、水と食料が入ったバックパックを置いてきてしまった。

厳しい選択を迫られた。荷物を取りに戻れば獲物を見失うかもしれないし、ここにとどまれば飲まず食わずで過ごす羽目になる。

結局とどまることにした。

私がどうしてこの苦境に陥ったのか、なぜ水と食料を取りに戻るという賢明な選択をしなかったかをわかってもらうには、スティーヴと私がかくも長い協力関係を築くことになった理由を説明する必要がある。

私たちはそれぞれ異なるスキルと経験をもって協力関係を結んだが、生物学と栄養を理解しようとする姿勢に関しては、互いに似ている部分がたくさんあった。

一例として、私たちは次の真実を――それが真実でなかったらどんなに楽だろうと思いながらも――理解している。それは、どんなに優れた最新の科学機器や手法を用いたとしても、**実際に野に出て苦労しなければ学べない側面が、動物にはある**ということだ。

数時間、ときには数日間続けて直接観察し、行動を記録することが絶対に欠かせない。

休める時間は「10秒」だけ

当時私たちは、バッタの摂食行動を理解するための実験室実験で、この不都合な真実に直面していた。

1章で説明したような典型的な実験室実験では、40匹ほどのバッタを1匹ずつ、餌と水、食事の合間に体を休める止まり木という、最低限のものだけを入れた、小さな透明のプラスチック箱で飼育する。60秒ごとに鳴るように設定したタイマーが、1番目、2番目、3番目……40番目までのバッタの行動を記録する時間を知らせる。あるバッタの観察から次のバッタの観察に移るまでに「休める」時間は、ふつう10秒ほどだ。

そしてこのサイクルは毎分、毎時間、12時間以上にわたってくり返され、数日間ぶっ通しということもあった。じつに過酷な仕事で、親切なパートナーや友人、研究仲間がわずかな時間代わってくれるときだけ、自分の生物学的必要の面倒を見ることができた。

実験の結果は、バッタの摂食行動が驚くほど規則的であることを示していた。バッタは食べる、飲む、休むを、規則的なサイクルでくり返していた。人間の朝食、昼食、夕食の日課に少し似ている。

だがそのパターンの正確な詳細は、状況によって——たとえばどの種類の餌を食べているかによって——異なり、どのように異なるかはたいていの場合予測できた。

しかし1つ問題があった。多くの研究仲間がすぐに指摘してくれたことでもあるが、おそらくこれらの実験が証明したのは、「人工的に規則的な実験室環境での昆虫の行動は……人工的に規則的になる」ということだけなのかもしれない。そして野生では、それとはまったく違うことが起こっていることが、少なくとも可能性としてはあり得た。

これを確かめるには実験室から出て、動物が進化し今も暮らす複雑きわまりない自然の食環境でも、規則的な摂食が見られるかどうかを、直接調べる必要があった。

「気温」で栄養が変わる

「食環境」は重要な概念だ。

食環境とは、環境内にある、栄養に影響をおよぼし得るすべての要因を指す。つまり食物の性質や種類、量、手に入りやすさ、そして動物がまわりにあるそうした食物を実際に食べられるかどうかを左右する要因のすべてをいう。

野生の動物にとってのこのような要因には、たとえば捕食動物に食べられるリスクや、ほかの動物との競争、そして気温などの非生物学的要因が含まれることもある。

私たちの課題は、野生の環境で、行動を詳細に——実験室でつくり上げた人工的な食環境での、あの大変な実験に匹敵するほど詳細に——記録できるほど接近し、長時間連続して追跡することができる、バッタの種を見つけることだった。

これは簡単なことではなかった。

第一に、バッタは小さく、周囲の植生に溶け込むものが多い。バッタは自分の数千倍もの大きさの巨大な霊長類に姿を見られないように、ましてや追跡などされないように進化した生き物だ。

2つ目の問題は、バッタは脅威にさらされると、固まって動かなくなるか、跳ねたり飛んだりして逃げてしまうこと。

そして3つ目の問題として、追跡中の個体をどうやって認識するかにも頭を悩ませた。たとえバッタを視認でき、バッタが固まったり逃げたりしなかったとしても、集団のほかのバッタに紛れてしまったら、どうやって特定できるのか？

バッタ探しは難航しそうだった。

大きくて派手でノロマな「見つかりたいバッタ」

そんなとき、おあつらえ向きのチャンスが訪れた。私たちの研究仲間で、当時アリゾナ大学で教授をしていたリズ・バーネイズが、学名タエニオポダ・エクエス、通称「でくの坊のウマ（horse lubber）」という虫を教えてくれたのだ。

「でくの坊」という名前からして、期待がもてそうだった。でくの坊とは、ふつう図体が大きく、無骨で不器用な人のことをいう――小さく臆病で、野生で背景に紛れながら餌を探すバッタとはかけ離れたイメージだ。

実際、でくの坊のウマはその名にふさわしい生態をもっていた。バッタの中でもとくに大きく、動作が鈍く、大胆で、黒い地に目を引く鮮やかな黄色い模様が入っている。おまけにオスはめったに飛ばないし、メスときたらまったく飛ばない。

この動物は身を隠すのではなく、見られるように進化し、強者の風格と自信を漂わせている。

それもそのはずで、有毒な化学物質のカクテルを体に貯蔵している。その鮮やかな色合いと自信に満ちた動きは、「俺にさわるとケガするぜ」のメッセージを送るために進化したのだ。これは毒性生物によく見られる「警告擬態」と呼ばれる組み合わせである。

でくの坊のウマは、それでも引き下がろうとしない、しつこい、またはうぶな捕食者に出くわしたときのために、予備計画まで用意している。最後通牒として、羽を広げて真っ赤な裏地を見せ、そして側面に並ぶ気門（空気を取り込む穴）から異臭のする毒性の泡を噴出するのだ。

私は荷造りをし、アリゾナ砂漠に向かった。

科学者が砂漠で「水」より「バッタ」を選んだ理由

初めてでくの坊のウマと一緒に過ごしたときは、何のデータも記録しなかった。ただ観察することで、研究対象の生物のことを学び、砂漠という環境がどんな挑戦を投げかけてくるのかを知ろうとした。

すぐに気づいたのだが、でくの坊のウマは私たちの目的にうってつけとはいえ、完全無欠には一歩およばなかった。唯一欠けていたのは、追跡中の個体を別の個体と混同しないための識別票だ。

この問題は、でくの坊のウマのもう1つの変わった生態を利用することによって、解決できた。

夕方になり、その日の摂食が終わると、バッタは人間の肩の高さほどの藪に上り、夜を過ごす場所を探す。日が沈み、砂漠の日中の熱がすっかり放散されると、バッタは体が冷えて動けなくなり、冷蔵庫のマグネットのように止まり木にくっついて眠る。

このときを見計らってバッタをつまみ取り、ペイントマーカーで印をつけてから、何事もなかったかのように戻しておく。

翌朝、日の出前に戻ってみると、バッタはきまって前夜に離れたときと寸分違わない姿勢で寝ている。そして日が昇って体が十分温まり、その日の摂食を始めるために藪から下りてきたときには、追跡の準備が整っているというわけだ。

砂漠を12時間ぶっ通しで歩き回るには、相当な集中力が必要になる。1匹のバッタを追跡し、すべての行動に目を配って記録するだけでなく、あとで種を特定するために、バッタが食べたすべての植物のサンプルを採取しなくてはならない。

そのうえ、これはオールオアナッシングの勝負だった。実験室実験の結果と突き合わせるためには、1匹1匹のバッタの丸1日分の完全な摂食記録が必要だった。そうした記録の一つひとつが、野生のバッタの知られざる世界を見るための「窓」になる。だが丸1日の記録に少しでも欠けがあれば、灼熱に耐え、砂漠の災いを避けながら過ごした時間がすべて無駄になる。

こうした事情を踏まえれば、なぜ私が食料と水を取りに戻るより、暑い砂漠でこのバッタのそばにとどまることを選んだか、おわかりいただけるだろう。このでくの坊を見失わずにすむなら、渇きや飢えにも耐えるつもりだった。

曇りの日、バッタは「えり好み」して食べた

最終的に、2年かけて昆虫の完全な1日の摂食行動の記録を12日分収集することが

できた。おかげで実験室で行っていたすべての作業を、自然の食環境での動物の行動と結びつけることができた。

分析結果は、**でくの坊が進化を遂げてきた野生環境における摂食パターンが、きわめて規則的であることを示していた。**

実験室実験の単純化された食料システムでのバッタとまったく同じパターンだった。また、やはり実験室での観察と同様、摂食パターンの詳細は、食環境に応じて変化した。

この一例として、強烈な日差しの影響を見てみよう。

バッタを追跡した日には、晴れて暑い日もあれば、曇りの日もあった。晴れの日には、でくの坊はきまって正午頃に木に上り、涼しくなるまでの数時間、通常は3時頃までを日陰で休み、その後また摂食を再開した。だが曇りの日は休まずに、一日中摂食を続けた。

日光がでくの坊の摂食にどのように影響したかをくわしく分析するうちに、あるパターンに気づいた。曇りの日には、日差しを避ける必要がなく、摂食により長い時間をかけることができたにもかかわらず、実際の摂食時間は晴れの日と変わらなかった。**気温が低めの曇りの日の余分な時間は、晴れた日よりも遠くまで歩き、食べるものをえり好みし、より多様な食物を食べることに費やされた。**

なぜでくの坊などの動物は、野生での摂食でえり好みするのだろう？その主な理由は、植物が捕食者から身を守るために生成する、様々な毒性の化学物質を過剰に摂取しないようにしているからだと、当時多くの科学者が考えていた。しかし、私たちの実験室実験は、別の可能性を示唆していた。動物は栄養バランスのよい食餌を摂ろうとしていたと考えられる。この考えを検証する機会は、数年後にやってきた。

今回の対象は昆虫ではなく……サルだった。

「霊長類」がもつヒトの起源

2007年9月、私（デイヴィッド）は研究休暇をとってスティーヴに会いにシドニーを訪れていた。ちょうど私たちがクァンのハエ実験の結果を分析していた頃のことだ。このとき、キャンベラのオーストラリア国立大学博士課程の学生、アンニカ・フェルトンが連絡をくれた。

アンニカは博士論文の研究として、ボリビアのジャングルで絶滅寸前のクモザルの摂食データを収集しており、苦労して集めた莫大なデータの分析と解釈を手伝ってもらえないかと尋ねてきた。

私たちはがぜん興味をもった。野生での栄養制御を検証するのに、霊長類はうってつけの対象なのだ。

私たちは、霊長類のある種――ヒト――が、タンパク質に対するとくに強力な欲求によって、実際に栄養摂取を調整していることを、すでに実験室実験で明らかにしていた。

6章で見たように、この栄養調整こそがタンパク質レバレッジの根底にある生物学的な仕組みであり、この発見はヒトの健康に重要な意味をもつと考えられた。

そのため、この特性の起源と性質をさらにくわしく解明したかった。ほかの霊長類にこの特性をもつ種はいるのか、またなぜそれを発達させたのだろうか？

それに、霊長類はほかのほとんどの動物に比べ、野生の食料システムでの栄養調整を確かめるために必要なデータを、ずっと収集しやすいこともわかっていた。

霊長類はほとんどの野生動物と違って、脅威をおよぼさない人間の観察者を無視することを覚える。「馴化」と呼ばれるこのプロセスのおかげで、熟練した観察者は調査対象に密着し、例の昆虫の実験室実験と同じくらい詳細に行動を記録できるのだ。

死にものぐるいで「サル」を観察する

アンニカはすばらしい仕事をしていた。1匹1匹のサルを日の出から日の入りまで追跡し、彼らが食べたすべてのものを、私がアリゾナ砂漠のバッタで行ったのとほぼ同じ方法で記録した。

それだけではない。一つひとつの食物をどれだけ摂食したか——たとえば、X種のイチジク小10個と中5個、Y種の大きな葉4枚など——を記録し、実験室で化学分析するためにサンプルを採取して持ち帰った。野生の霊長類の栄養調整を検証するために必要なすべてのことを行っていたのだ。

地球上の森林保全に情熱を燃やすアンニカとパートナーのアダムは、2003年に野生生物保護協会（WCS）のボランティアとしてボリビアに向かった。

■アンニカの苦労① 半年かけてサルの警戒心を解く

アンニカは霊長類の研究に情熱を注いでいた。

彼女はサルが森林の共生圏で果たしている複雑で重要な役割を理解し、そうした共生圏に支えられたサルが森林の維持にどのように貢献しているのか理解したかった。

アンニカは研究対象として、ボリビアのラ・チョンタ森林コンセッション〔企業などに伐採権（コンセッション）が与えられている森林〕に暮らす、絶滅危惧種のクモザルの群れを選んだ。この地域は手つかずの自然だが、コンセッションという性質上、将来的に木が伐採される可能性がある。そのため、このクモザルがどの種の木に、なぜ依存するのかを知ることがきわめて重要になる。

これを知らずして、サルの保全のために森林を持続可能な方法で伐採することはできないことを、アンニカは知っていた。

アンニカが研究に選んだ地域が「手つかず」だというのは、かなり控えめな表現だ。そこには小道も、細道も、野営地も、地域の地図さえなかった。

彼女の最初の仕事は、現地に詳しい地元民と3人のボランティアの助けを借りて、サルの群れを見つけることだった。それからベースキャンプを設営し、調査のために移動できるよう、森林に網状の通り道を拓いた。

初めて50頭ほどのサルの群れを発見したとき、チームは何の歓迎も受けなかった。サルたちは人間に遭遇することがめったになく、ペースを乱されるのを嫌った。興奮して棒を投げつけ、枝を激しく揺らし、叫び声を上げた。

だがチームは6か月間粘り続け、さりげなく目立たぬように、許される限り接近しながら、存在感を保った。

忍耐は実を結んだ。小ザルたちが次第に木から下りてきて、奇妙だが、いまでは見馴れた人間たちを興味津々観察するようになった。棒を投げたり、枝を揺らしたり、叫んだりすることが減っていき、ついになくなった。

ようやくアンニカたちは、まるで一緒に食卓を囲むかのように近づいて、摂食を記録できるようになった。

■アンニカの苦労②「デング熱」に感染

そんななか、チームは災厄に見舞われた。まずアンニカがデング熱という、蚊の媒介する厄介な病気にやられた。

激しい頭痛と筋肉と関節の痛み、強烈な倦怠感、嘔吐、下痢、発疹、歯茎の出血などが、その症状だ。デング熱は、安全な文明社会にいても恐ろしい病だが、地図にも載っていないへんぴな森林でかかるとなると、災難としかいいようがない。

そして回復後間もなく、アンニカはまたもや自然に翻弄された。大嵐がジャングルを引き裂き、ベースキャンプを破壊し、貴重な貯水槽まで壊していったのだ。チームは仕方なく一からすべてつくり直し、壊れた貯水槽の代わりにダムも設置した。

■アンニカの苦労③「森林火災」の発生

デング熱と猛烈な嵐の記憶がまだ生々しいなか、3つ目の災厄が襲った。壊滅的な森林火災である。

再建は二度とごめんだと思ったアンニカは、大急ぎで地面を掘り、火の手が回る前にキャンプのまわりの燃えやすい低木を急いで伐採した。これはどんな状況でも大変な仕事だ。

だがアンニカはしばらく前からひどい頭痛に悩まされていた。デング熱の名残か、木の上のサルを長時間見上げているせいだと思っていたのだが、いまや吐き気までしてきた――キャンプに立ちこめた噴煙を吸い込んだからだろう。

アンニカはいよいよ耐えきれなくなり、無線で救助を求めた。救助は間一髪間に合った。車は両側から迫る炎をぬって、原始のままの道を下りていった。

森林が燃えている間、チームは最寄りの大都市サンタ・クルスに移り、そこで態勢を立て直した。

アンニカの頭痛は続き、吐き気も残っていたため、検査を受けることにした。結果を知って、アンニカは自分をジャングルから追い出し、安心な医療を受けられる場所に導いてくれた火災に感謝せずにはいられなかった。脳内で恐ろしい寄生虫のように成長しているクルミ大の腫瘍が、MRI検査で見つかったのだ。

3日後、彼女はオーストラリアに戻り、手術を受けようとしていた。


現地に到着してから火災を逃れるまで、15か月。その間に、アンニカは山のような試練を乗り越えたうえ、サルの摂食行動の記録を丸38日分も収集した。

私たちは2007年にシドニーでアンニカと分析を行っていた当時、そのデータがどれほどの労苦の末に集められたのかを知るよしもなかったが、その価値をすぐに見て取った。

サルは「栄養最高のイチジク」を好んで食べた

アンニカの研究成果を理解してもらうために、このサルが何を食べているかを説明しよう。

クモザルの食餌は、熟した果実や未熟な果実、花、若葉、老葉などの数種類の食物からなっている。またこのサルはすべての食物の中で、手に入るときはいつでも、ある種のイチジクの熟した果実をとくに好む。

アンニカはもちろん、サルがなぜこの種のイチジクを好むのだろうと不思議に思い、詳しく組成を調べた。もしかするとこのイチジクには、サルの食環境に不足している栄養素が高濃度で含まれているのかもしれない――ちょうどモルモンコオロギが、貴重なタンパク質を得るために共食いしたように。

だがこの霊長類に不足している栄養素が、タンパク質でないのは明らかだった。タンパク質は彼らが暮らす森のどこにでもあった。若葉はタンパク質を豊富に含み、そして熱帯雨林で若葉が不足することはあり得ない。
脂肪と炭水化物が、イチジク愛を駆り立てている可能性のほうが高かった。しかしこの種のイチジクは、サルがそれほど夢中にならなかったほかの果実に比べ、脂肪と炭水化物がとくに豊富というわけでもなかった。

するとアンニカは興味深い発見をした。サルは大好きなイチジクが手に入らない日には、多くの種類の食物を食べたが、その中にイチジクと同じ組成のものは1つとしてなかった。しかしそれらを組み合わせると、どんなときでもタンパク質、脂肪、炭水化物の比率が、お気に入りのイチジクとほぼ同じになったのだ。

結論は1つしかないように思われた。**サルがこの特定のイチジクを好むのは、主要栄養素が最適なバランスで含まれているから**だ。イチジクが手に入らないとき、ほかの食品をどの組み合わせで食べればバランスの取れた食餌になるかを、サルはなぜかしら知っていたのである。

この研究や、その後行われたほかの霊長類種の研究により、栄養バランシングが実験室実験だけの現象ではないことに、もはや疑いの余地はなくなった。野生の霊長類も同じことを行うのだ。

野生もヒトも「タンパク質」を優先する

アンニカのデータに照らして検証すべき問題は、もう1つあった。それは私たちが最も関心をもっていた疑問である。

サルはお気に入りのイチジクも、彼らの好む主要栄養素のバランスの食餌を構成するほかの食物も手に入らないとき、どう対処するのだろう?

ヒトがこれに相当する状況に置かれると、脂肪と炭水化物の過剰摂取(低タンパク質食の場合)または過少摂取(高タンパク質食の場合)になるのも厭わずに、タンパク質欲が満たされるまで食べ続ける。

野生のサルについても、同じことがいえるのだろうか?

結果は明白だった。クモザルは、実験室で人間を含む多くの種で観察されたとおりの行動を取った。**タンパク質の摂取量を一定に保つ一方で、脂肪と炭水化物の摂取量については、食餌に含まれる主要栄養素の比率に応じて変化するに任せた**のだ。

これはめざましい発見だった。ヒト以外の霊長類が、ヒトと同じ栄養調整のパターンを――タンパク質を優先させるパターンを――示した、初めての例となったのである。

ヒトに似た栄養調整のパターンが、初めて野生動物で確認されたことは、とても大きな意味をもっていた。

しかしだからといって、この方法で食事のバランスを図る能力を、すべての霊長類が、いやそれどころかほかの少数の霊長類でさえもっているとは言えない。

「ほかの栄養」が欲しくてタンパク質を食べる

そこで、今度はウガンダの森林に目を移そう。

私（デイヴィッド）は霊長類の栄養生態学の専門家、ジェシカ・ロスマンとともに、ここでマウンテンゴリラのデータを調べていた。

ゴリラは1年のうち、炭水化物豊富な果実とタンパク質豊富な葉が手に入る4か月間は、タンパク質19％という好みのバランスの食餌を選ぶことができた。だが果実がほとんど手に入らない残りの8か月間は、タンパク質比率が31％の葉だけの食餌を摂るしかなかった。

この比率は、ほかのほとんどの草食動物よりも高く、イヌとほぼ同等だ。


もしマウンテンゴリラが人間やクモザルのようなら、果実が手に入らない8か月の間もタンパク質のターゲット量を摂取し続け、結果として脂肪と炭水化物の摂取量は、果実が手に入る4か月間に比べずっと少なくなるはずだ。

だがそうではなかった。ゴリラは高エネルギーの脂肪と炭水化物を同じだけ摂取するために、タンパク質を過剰摂取したのだ。

これは興味深い結果だった。野生では、食餌の栄養バランスの変化への対応方法が、霊長類によって違うことがわかったのである――クモザルは人間と同じだが、ゴリラはそうではなかった。

ゴリラはこの点で、なぜこれほど違っているのだろう？　昆虫やそのほかの動物の実験室実験の結果から、1つ考えられる答えがある。ゴリラと同じ反応を示したのは、すべて捕食動物だった。

ゴリラと捕食動物の共通点は、どちらも超・高タンパク質食を摂ることだ。捕食動物が肉を食べるのと同様、マウンテンゴリラは1年のうち8か月間はタンパク質比率が非常に高い葉を食べて過ごし、食餌のタンパク質比率は一般的なヒト（約15％）の2倍、クモザル（約10％）の3倍に上る。

食餌のタンパク質比率がこれほど高い捕食動物とゴリラは、同じ問題に直面する。どうやって脂肪と炭水化物を十分摂取して、エネルギーの必要量を満たすかだ。

7章の海鳥の例で見たように、エネルギーが十分に得られなければ、個体数の減少を含む深刻な問題が生じかねない。そんなわけで、捕食動物とゴリラがこの方法で主要栄養素の摂取を調整するのは不思議ではない。たとえタンパク質の過剰摂取を招こうとも、脂肪と炭水化物のターゲット量を達成することを最優先させるのだ。

食欲は「進化」する

ヒト、クモザル、ゴリラの比較から、重要なメッセージが現れつつあった。同じ動物群――この場合でいえば霊長類――であっても、食欲は食環境に応じて異なる進化を遂げることがあるのだ。

この「パズル」に欠けているピースを見つけるチャンスが、2012年に訪れた。ジェシカと私は、オレゴン州ポートランドで開かれるアメリカ自然人類学会の会議に招かれ、論文を発表する機会を得た。

私が当時拠点としていたニュージーランドからポートランドへの長旅を厭わなかったのは、ジェシカの友人で研究仲間のエリン・ヴォーゲルに会えることになっていたからでもある。

私たちは、エリンが研究していた動物の栄養選択を理解するための共同プロジェクトについて話し合うつもりだった。その動物とは、ボルネオの野生のオランウータンである。

エリンは当時、すでに約50頭のオランウータンの数年間の観察から得た、数千時間分もの膨大なデータを蓄積し、さらにデータ収集を続けていた。自然の食環境におけるタンパク質の役割について理解を深める、またとない機会になりそうだった。

ボルネオは一筋縄ではいかなかった。チームは毎朝午前4時頃にキャンプを出て、真っ暗な森に入った。地面がぬかるんでいて、特製の木道をたどらなければまともに移動できない場所もあった。私たちが到着する少し前に、林に入るルートの最初の木道上で大きなキングコブラがうごめいているのが目撃されたという。研究チームは同じ木道で、ウンピョウを見かけたこともあるそうだ。

私たちはヘッドランプの細い光で前方を照らしながら歩いた。ほとんどの場合、どこに向かうべきかを正確に知っていた。前日にも同じオランウータンの群れを追跡し、彼らが食べるのをやめてねぐらをつくるのを待ち、その正確な位置をGPSで確認していた。

そしてその翌朝、アリゾナででくの坊を追跡したのと同じ方法で、まだ暗いうちにねぐらに到着する。木の上で眠っているオランウータンを起こさないように注意しながら、携帯用ハンモックをぬかるんだ地面につかないように木に吊し、オランウータンが起きるまでの間、暗闇で静かに横たわる。

やがて木の上で物音が聞こえ、そして湿った葉のしずくが滝のようになだれ落ちてきて、その日の作業開始を知らせるのが常だった。

だがその日何が起こるかはけっしてわからない。まったく何も起こらないまま――オランウータンが何も食べず、どこにも移動しないまま――長時間が経過することもあった。そんなときはハンモックで体を休めて待機した。

オランウータンが餌を食べると、私たちは集中力を研ぎ澄ましてその行動を記録した。そのうちオランウータンは移動することに決め、たいていは別の食料源へと向かった。

毎日タンパク質を「同じ量」食べるオランウータン

観察の結果を栄養摂取量に換算し、幾何学的にプロットしてみると、葉を食べたかと思えば果実を食べ、止まったかと思えば移動するなど、一見気まぐれに思われた摂食行動の一つひとつが、完全に理に適っていることがわかった。

とくに、エリンがすでに数年にわたって収集していた数十頭のオランウータンの大規模なデータセットと組み合わせることで、その意味はさらに明らかになった。

毎日オランウータンがどんな行動を取ろうとも――どれだけの葉や果実を食べ、どれだけの距離をどこまで移動しようとも――1つだけ変わらない点があった。**オランウータンはどの日にも、同じ量のタンパク質を摂取していた。**

日ごと、週ごと、月ごと、年ごとに大きく違っていたのは、脂肪と炭水化物の摂取量だった。だがこの違いさえ、非常に一貫していた。食餌に果実が多く含まれタンパク質比率が低いときは、脂肪と炭水化物の摂取量が増え、果実が少なくタンパク質比率が高い食餌では、脂肪と炭水化物の摂取量が減った。

私たちがオランウータンに見ていたのは、人間の肥満の蔓延の背後にあることが強く疑われる、タンパク質優先行動だったのだ。

オランウータンは、ヒトをよりよく理解する助けになるだろうか？

これに答えるには、オランウータンの脂肪と炭水化物の摂取量が、肥満と何らかの関係があるかどうかを知る必要があった。

また摂取された余剰分は体に脂肪として貯蔵されるのだろうか、それともそのまま排泄されるのだろうか？　前者だった場合、何のために貯蔵されるのだろう？

脂肪が燃えて「ケトン」が増える

野生での研究は試練に満ちている。野生のオランウータンを脅かさずに、体重や体脂肪を測定することも、もちろんその1つだ。

だが霊長類学者は、これを行うとても賢い方法をもっている。

観察者は、ある特殊な科学装置を持ち運ぶ。

装置には、先端がY字型に分かれた長い棒がついていて、Y字の短い枝の間に清潔なポリ袋が取りつけられている。観察時に、動物は時折活動を止めて静止し、そして木の上の安全な場所から、透き通った黄金色の滝のような尿を放出することがある。

このとき、すばやく、だが慎重に、棒を差し出して受け止めるのだ。何度かやっているうちに、新鮮な、排泄後純粋な大気にしか触れていない尿の検体を、袋に集められるようになる。それを直ちに滅菌済みのプラスチック容器に移し替える。

尿はその後ラボに送られ、動物の生理学的状態によって異なる濃度で放出される主要な化学成分を分析される。

そうした成分の1つ、「C－ペプチド」と呼ばれる化学物質は、細胞が血液中のグルコース（血糖）を吸収し脂肪に変えて蓄積する能力を示すマーカー（指標）である。医学ではこのマーカーは、脂肪細胞への血糖の取り込みを促進する「インスリン」ホルモンを分泌する、膵臓内の細胞の機能を判定するために使われる。

もう1つの成分である、「ケトン」と呼ばれる化学物質群は、逆のことを教えてくれる。ケトンは貯蔵された脂肪がどれだけ取り出され、エネルギーを得るために燃やされているかを知るための指標である。

ヒトの場合、ケトンが増えるのは飢餓時や、炭水化物が極端に少ない減量食を摂っていて、脂肪を燃焼してエネルギー源にするときだ。

タンパク質食が「体脂肪」を燃やす

これら化学物質の「スパイ」たちは、魅惑的な物語を教えてくれた。

果実が豊富で、高エネルギーの食餌が得られるとき、尿中のC－ペプチド濃度は高く、ケトン濃度は低かった――つまりオランウータンは豊富な炭水化物を、脂肪として貯蔵していた。

他方、果実が乏しく、タンパク質豊富な葉を主とする食餌を摂っていたとき、ケトン濃度は高かった――つまり**貯蔵脂肪がエネルギー源として利用されていた。**

このことから、オランウータンも人間と同様、エネルギー摂取量の変動が、実際に体脂肪と関係していることがわかる。

このパターンは、オランウータンの生態から考えれば、まったく理に適っている。ボルネオの森林では、果実がいつ手に入るかは予測できず、ありあまるときもあれば、乏しいときもある。オランウータンはこの予測不能性に対処するために、果実が手に入るときに脂肪と炭水化物を蓄え、欠乏期に体脂肪を燃やしてしのぐ戦略をとる。

そしてその間豊かに茂る葉を利用して、タンパク質の必要をずっと満たし続けるのだ。

アリゾナ砂漠のでくの坊からクモザル、ゴリラ、オランウータンに至るまで、自然の食環境における動物の摂食行動を研究する困難と興奮は、大きな実を結びつつあった。

この研究から得た第一の発見は、実験室実験という、単純できわめて規則的な状況で確認された栄養調整が、野生での摂食においても重要な役割を果たしているということだ。

もう1つの発見として、栄養を理解するためには、動物が暮らす食環境と食欲との関係を知る必要があることがはっきりした。

でくの坊は、暑い日中には摂取する食物の量ではなく種類を減らし、果実が少ない森林に住むマウンテンゴリラは、炭水化物と脂肪から十分なエネルギーを得るためにタンパク質を過剰に摂取し、そしてクモザルとオランウータンはヒトと同様、一定のタンパク質摂取を維持しつつ、脂肪と炭水化物の摂取量は果実の入手可能性によって変動するに任せている。

これらの知見を利用すれば、私たち人間の栄養を理解し、改善することができるのではないだろうか？

この問いが、10章から12章で扱うテーマである。

9章のまとめ

1. 「食環境」という用語は、食事／食餌と栄養に影響を与える環境中の要因——入手可能な食物の種類や量、また動物の食物摂取に影響を与えるあらゆる要因を意味する。

2. 自然の食環境で動物を研究することは、実験室実験で観察される特性——タンパク質に対する強力な食欲など——が、動物のふだんの生活で果たしている役割を理解するうえで重要である。

3. ヒト以外の霊長類は自然の食環境で、栄養バランスの取れた食餌が得られるように食物を組み合わせている。また自然環境で食物の得やすさが変わって、最適な組み合わせが得られないときのために、食餌のアンバランスに対処するための反応を特別に進化させてきた。

4. オランウータンは、森林の生息地で、炭水化物と脂肪が豊富な果実の入手可能性の自然な変動に適応している。果実が入手可能だろうとなかろうと、タンパク質に対する強力な食欲に助けられて、少なすぎもせず多すぎもしない適量のタンパク質を確実に摂取する。果実が豊富なときにたっぷり食べ、乏しくなったときのためにエネルギーを体脂肪として蓄積する。

5. 動物が適応した食環境が永久的に変化するとき、どんなことが起こるのだろう?

10
章

食環境2

それはもう、「あるべき世界」とあまりに異なる

2018年9月某日。思いがけないことには慣れっこの野外生物学者にとってさえ、いつもとは違う仕事日だった。

ブータンのヒマラヤを歩くのは今日で4日目。この2時間は凍った霧と雨、みぞれに濡れながら、険しい岩場の道を上っていた。薄い空気から肺が取り込めるわずかな酸素量で歩けるだけ、機械的に、慎重に歩を進めた。視界は狭く、先へと続く濡れた道と、右手にそびえる山、左手の厚い霧に覆われた絶壁の始まりがかろうじて見えるだけだった。

自分の深い呼吸音と、登山靴の下で頁岩が砕ける音以外のすべてはかき消された。時折わき上がる、もうすぐ頂上だというはやる思いに、それさえ聞こえなくなることもあった。

自然豊かな「ブータン人」が抱える難題

とはいえ、山頂で何に遭遇するか不安だった。

ここ数日間に何度か、はるか上の山道を流れる霧を見上げた。その霧は、雨やみぞれを水平に降らせ、人間をもなぎ倒すほどの突風によって動かされていた。

山頂からはがれ落ちた雪が暴風に煽られ、大鎌のようなかたちで飛んでいくのも見た。視界が悪く、日暮れまでに長距離を移動する必要があったが、状況が急激に悪化する懸念がつねに頭の片隅にあった。

だがそれは杞憂だった。道の勾配が緩やかになり始め、それから平坦になり、数時間ぶりに下り坂になったとたん、まるで申し合わせたかのようにみぞれが止んで霧が開け、広大な自然を背景に、すり切れて色あせた祈りの旗がはためいているのが見えた。

ブータンの2人の研究仲間、レンドゥプ・タルチェンとソナム・ドルジェと手を取り合って喜んだ。経験を積んだ博物学者である2人によれば、この過酷な道からこれほど鮮明に風景が見えるのは珍しいという。


私（デイヴィッド）がここ、ブータンにいた理由は単純だ。

食環境が、生物の食物選択を決定する要因の半分でしかないことは、前章で説明した。

もう半分は、特定の食環境に対処するために進化した、栄養素に対する食欲やそのほかのメカニズムである。いま人間が立ち向かっている栄養の危機の原因は、ここにあるのではないだろうか——つまり、適応できないほど急激に食環境が変わっているせいではないのか？

もしそうだとすれば、なぜ人間が健康を害するような方法で食べているのかを解明するのに、ほかの種から学んだ教訓が役立つかもしれない。

この考えを検証するには、人間の食環境がどのように変化しつつあるのかを理解することが欠かせない。それが、ブータンに向かった理由だった。

私は静かに立ってまわりを見渡した。

90メートルほど下方で、尾根はなだらかな高原に変わっていた。秋の寒さで高原の草木は枯れ、一面さび色だった。うしろを振り返ると、これまで上ってきた谷の狭い小道の向こう、険しい岩山の峰の下に、巨大な斜面が濡れて水銀色に輝いているのが見えた。ほかに目をやると、いまや晴れ渡った空に、雪をかぶった峰が怪獣の歯のように突き出していた。

こんな風景を見たのは初めてだ。しかしこの風景はある一面では、アリゾナ砂漠やウガンダの熱帯雨林、ボルネオのぬかるんだ森林、またこれまで調査に出向いた数々の野生地と変わらなかった。ほかのすべての野生地と同様、ここも食環境なのだ。

そしてここに暮らす、ある変わった霊長類――ヒト――の抱える難題を、私たちは理解するようになった。

霊長類は「食べるもの」を変えて生き残った

この難題を説明するために、今から数百万年前のまだ人類が登場していなかった時代、すべての霊長類が、今日のサルやゴリラ、オランウータンなどのヒト以外の霊長類と変わらなかった時代に遡ってみよう。

これらの種の食餌に関してすぐに気づくのは、類似性だ。クモザルとゴリラ、オランウータンは、栄養摂取の調整方法は異なるものの——サルとオランウータンはタンパク質を優先させるが、ゴリラは優先させない——基本的に同じものを食べている。炭水化物・脂肪が豊富な果実とタンパク質が豊富な葉だ。ただその比率はまちまちで、1年の特定の時期だけに食べるものがあったり、年間を通していろんなパターンで食べたりする。

つまり、これら霊長類の食餌は数百万年間ほとんど変わっていない。クモザルとゴリラ、オランウータンが約400万年前に枝分かれする前の最後の共通祖先の食餌は、おそらくこれら3種が今食べているものとほとんど変わらなかった。

つまり、霊長類は柔軟性に欠けていて、食餌を変えられないということなのだろうか？　いや、そうでないことを示す例がたくさんある。

たとえば熱帯を出て、果実が乏しいアジアの温帯林などの環境に移った霊長類は、実際に食べるものを変えることに成功している。熱帯のサルと同様、葉も食べるが、炭水化物豊富なドングリなどの木の実を、果実の代わりに食べる。

それにタンパク質豊富な動物性食品、とくに昆虫を食べる霊長類は多い。ほとんどの場合、昆虫が食餌に占める割合は非常に低く、ほんのわずかでしかないが、それはサルが昆虫を嫌いだからではなく、タンパク質の必要量を満たすだけの昆虫を捕獲するのがとても難しいからだ。

だが例外として、小型霊長類はタンパク質の必要量が少ないため、十分な量の昆虫をつかまえることが可能であり、それを実際に行っている種がいる。

「生ゴミ」「ラム酒」を食べるよう進化した霊長類

また霊長類が熱帯から温帯林への移動や体格の変化などに応じて、長い進化の間に徐々に食餌を変えていった例とは違い、急激に食べるものを変えた例もある。

その一例が、従来の食餌から、観光地の生ゴミを食べるように変わった、ケニアのマサイマラ国立保護区のヒヒだ。

もう1つの例に、カリブ海セントキッツ島のグリーンベルベットモンキーがいる。このサルは島の在来種ではなく、1600年代に奴隷貿易とともにもち込まれた。一部のサルは野生に逃げ、熱帯の楽園にたわわに実るみずみずしいマンゴーをすぐに見つけた。サルたちはほどなくして、さらに大きな幸運にめぐり合う。島で栽培されている竹のような作物が、純粋な糖で満ちあふれていることを知ったのだ。

そしてサルたちの食餌はさらに変化した。彼らはいつのまにか島のサトウキビでつくられた、ある商品を好むようになった。「ラム酒」である。

このように、霊長類の食餌は実際に柔軟で、新しい機会にすばやく適応できる。それなら、なぜ多くの霊長類の食餌が数百万年もの間、一定のままなのだろう？**その理由は、動物が新しい機会に遭遇することはめったにないからだ**。彼らの環境はほとんど同じままか、長い時間をかけてゆっくりと変化してきた。

いまやヒヒが「糖尿病」「高コレステロール」に

私たち人間の目には、これは退屈で、つまらないとさえ映るかもしれない。来る年も来る年も同じような状況で暮らすだなんて――それのいったいどこが進歩なのか？だがこのことには重要なメリットがある。おかげでこうした霊長類の生物学的な仕組みは――オランウータンが果実なしで長期間生存できるよう適応したように――食環境に見事に適応することができるのだ。

だがデメリットとして、実際に変化が起こった場合に、もとの食環境に適応した生物学的な仕組みが、新しい環境に適応しきれない恐れがある。

マサイマラのヒヒは近くにリゾートがオープンしたとたん、人間の食事を食べて太り、糖尿病や高コレステロールなどの健康問題を抱えるようになった。セントキッツ島のベルベットモンキーは観光客がよそ見をしている隙にドリンクを盗むようになり、いまやアルコール依存症である。

話をヒトに戻そう。

約3300万年前に、それ以前の種とはかなり異質な霊長類種が現れた。最古の人類種、専門用語でいえば「ヒト属（ホモ属）」の一種である。

詳しいことはほとんどわかっていないが、1つ確実と考えられているのは、気候の変化と、それがアフリカ大陸に与えた影響が、進化において決定的な役割を担ったということだ。

気候は冷涼化・乾燥化し、より変わりやすくなった。こうした変化が、遠い祖先の生息地を直接的にだけでなく、彼らの食物を含むほかの種への影響を通して間接的にも変えた。気候が食環境の変化を駆り立て、それに呼応した進化が起こったのだ。

当初、急激な環境変化は大きな犠牲を伴った。正確な数はわかっていないが、いくつかの人類種が出現した。だが確実にわかっているのは、これらの種のほぼすべてが――実際、1種を除くすべてが――絶滅したことである。

変化のペースは、彼らの適応能力を凌駕していた。

ヒトは「火」と「石器」で自己改造した

唯一生き残った種はこの流れに逆らい、非常に巧妙なわざを身につけて、変化の激しい環境に対応した。

激変する環境に適応する最善の方法は、それを上回るペースで自己改造を図ることだ。ことわざにいうように「火をもって火を制す」ことを学んだのだ。

これは、文字どおりの意味で正しいのかもしれない。私たちの祖先がほかの種と具体的にどう違っていたのかを知るのは難しいし、おそらく違いは1つではなく、相互に関連する要因が絡み合っていたのだろう。

だが2つの要因が主要な役割を果たしたというのが、大方の人類学者の見解である。それは、**「火の利用」と「石器の製造」**だ。

石器は人間に特有のものではなく、ほかの霊長類種も使用する。

ブラジルに生息するヒゲオマキザルは、石を使って木の実の固い殻を割る。しかも、木の実を台石の上に置いて、ハンマー状の石で叩くという、非常に洗練された方法でこれを行う。だが、火を使うのは人間だけである。

石器と火は、何よりも食環境を制御するための技術だった。私はサンパウロ大学のパトリシア・イサルと共同で、なぜヒゲオマキザルが木の実を割ることにあれほどの労力を費やすのかを、目下研究している。

私たちが発見しつつある答えは、木の実はその努力に見合う価値のある、バランスのよい栄養分を豊富に含んでいる、というものだ。ヒトの祖先も、主に栄養を得るために、道具を狩猟採集や調理に利用していた。

ハーバード大学のリチャード・ランガムの研究は、料理が初期人類の食生活向上に重要な役割を果たしていたことを明らかにした。

ランガムは、火の利用こそが祖先を人間に変えた変化だったとする「料理仮説」を唱える。火の利用が人間の食生活を永久的に変化させ、新しい食環境をもたらし、その環境に生物学的な仕組みが適応した。

現代人は「ホモ・サピエンス」と違う動物である

何がきっかけだったかははっきりわからないが、確実にいえることが1つある。火と道具を組み合わせることによって、人間は生命史のほかのどんな種もなし得なかった方法で、食システムを一変させることができた。

当初、変化は好ましい結果をもたらした。祖先たちは工夫を凝らし、食事と栄養の面で地上の楽園のような環境を生み出した。

いや、複数の環境というべきだろう。この旧石器時代に、人間は食物繊維が豊富な野菜や塊茎、果実と、飽和脂肪と健康的な多価不飽和脂肪を多く含む赤身の野生鳥獣の肉からなる、多様で健康的な食生活を送っていた。

他方、一部の狩猟採集集団は、脂肪と炭水化物のエネルギー比率が推定70%未満、つまりタンパク質が約30%を占める高タンパク質食を食べていたと考えられている。

ちなみに**典型的な現代人の食事は、脂肪と炭水化物が85%以上を占め、タンパク質**

比率が旧石器時代の人間の食事の半分でしかない。また、これよりさらにタンパク質比率が低く、炭水化物比率が高い食事をしていた狩猟採集民があったことも、新しい研究からわかっている。

このようにタンパク質と炭水化物の比率はまちまちだが、農耕開始以前の祖先の食事には共通点が1つあった。それは、**微量栄養素と食物繊維が豊富なホールフード(まるごとの食品)で構成されていた**という点だ。

この時代の人間が長身で細身、筋肉質、健康的で、栄養不良がまれだったことが、古代人の骨格から明らかになっている。

だが、この時代を美化したり、当時の食生活を真似たりしてはいけない。当時は出産や負傷、感染症による死亡が多く、平均寿命は短かった。それに鈍器で頭を強打されたり、喉をかき切られたりした痕跡など、致死的な暴力の証拠もある――これは道具の利用の邪悪な側面だ。

天寿を全うする特権が一握りの人だけのものだった世界では、高タンパク質食で寿命が縮むことは今日ほど大きな問題ではなかった。またあとで論じるように、**私たち**

は当時と同じ動物ではなくなっているーー栄養ニーズが変わってきているのだ。

1万2000年前に「植物」が変わった

確かな経緯は誰にもわかっていないが、約1万2000年前に今日のイランとイラクの国境近くで、人間の食環境が再び変化し始めた。

この渦中にいた人々は、初めのうちは重要なことが起こっていることに気づきもしなかっただろう。あるとき集落のまわりの植物が、前の月か前の年、前の世代からほんの少しだけ変化した。採集された食用植物から偶然落ちた種が、集落の周辺に密集して育ち、その一方であまり好まれない植物は数を減らしていった。遠く離れた場所で採集されていた植物は、あまり食べられなくなった。

こうした変化が積み重なるうちに、数世代の間に何かが起こり、それが人間の食環境を再び急激に、永久的に変えたのである。

人々は食用植物の種を計画的に植え、それ以外の植物を引き抜くようになった。採集食物への依存を減らし、栽培作物に頼り始めた。

その後、動物でも同じことを行った。獲物を狩る代わりに、野生動物の群れを飼い慣らし、柵に入れ、人間のライフスタイルに適応させた。

動植物は家畜化・栽培化され、人間は狩猟採集から農業主体の生活を送るようになったのである。

この変化は急速に伝播した。最初は今日のシリア、ヨルダン、イスラエル、パレスチナ、トルコ南東部を含む中東全体に、それからヨーロッパ全体に広まった。その後の数百年の間に、同じことがアフリカ、アジア、パプアニューギニア、オーストラリア、アメリカ大陸と、世界各地で別々に起こった。

農業は数回にわたって、各地の人々によって別々に発明された。

農耕で「身長」が縮み、「虫歯」が増えた

人々が農耕生活を好んだのは明らかだが、その理由は必ずしも明白ではない。

1つはっきりしているのは、主に出生率の上昇によって人口が増加し、狩猟採集時

代に比べ、定住人口が増えたことだ。

だが意外にも、ほとんどの人の日々の暮らしは向上するどころか、多くの点で前より悪くなった。

細かい点では違いがあるが、大まかにいうと、初期の農業社会は少数の主要作物、主に炭水化物が豊富で微量栄養素が乏しい穀物に大きく依存するようになった。食事の多様性は失われ、炭水化物豊富な穀物からの摂取カロリーが増え、野生の食物からの摂取は減っていった。

人々の身長は低くなり、この時代の多くの人骨が、栄養不良や虫歯を含む、食生活に関連する病気の兆候を示している。また変形性関節疾患も見られ、初期の農民が肉体的に過酷な生活を送っていたことがうかがえる。

その一方で、人口密度が高まり、家畜や害虫の近くで暮らすようになったせいで、結核や梅毒などの感染症や伝染病などに脅かされるようになった。少品種の穀物と家畜への依存の高まりから、農業の食環境に暮らす人々は、飢饉の影響を受けやすくなった。

彼らはつねに飢餓と隣り合わせで生きていた。

「乳」は発酵させれば下痢にならない

だが、やがて農耕生活は改善した。社会の構造化が進み、技術の向上と栽培種の多様化、動物性食品の生産増加などにより、農民は飢餓にさらされにくくなり、より健康的な食事を摂るようになった。

新しい食環境は成熟し、人間や動植物はそれに適応した。

適応には2つの手段があった。

第一に、文化的知識のイノベーションによって、農業の食環境に適応した食習慣や食品加工技術を発達させた。

いろいろな例があるが、酪農業の起源と関わりのあるものを紹介しよう。哺乳動物の乳には、動物界にほかに存在しない「ラクトース」(乳糖)という特異な糖が含まれる。ラクトースはそのままでは腸から吸収されないため、哺乳類の赤ちゃんは、まずそれをラクターゼという酵素によって、小さな糖に分解する。

だが一般に、哺乳類がラクターゼを産生するのは生後の一定期間だけで、これ以降に乳を飲めば、下痢や腹部膨満感などの不快な症状を起こすようになる。

初期の酪農家は、いろいろな手段でこれを克服することを学んだ。

1つは、細菌によってラクトースを発酵させ、乳酸に変える方法だ。乳酸は腸から吸収されて栄養となる。

この方法のメリットは明らかだ。乳を発酵させることにより、それを生産する動物を殺さずに、豊かな動物性栄養素を手に入れられる。

今日に至るまで、私たちが口にする乳製品の多く、たとえばヨーグルトや一部のチーズ、そしてサワークリームもある程度は、こうして細菌によって前もって消化されている。

「遺伝子」を変えて乳に強くなった民族も

初期の農民が、この豊かな食料源を利用可能にするために用いた方法は、細菌発酵だけではない。

第二の手段として、一部の集団は、ダーウィン的な自然選択を通して、乳児期以降もラクターゼ消化酵素を十分につくり、乳を直接消化する能力を進化させた。農業史のなかで、この進化現象は少なくとも2度、1度目は現在のハンガリー周辺で、2度目はアフリカで、別々に起こった。

これらの2度の進化現象は、もたらした結果は同じだが——ほかの哺乳類にない、生涯にわたって牛乳を消化する能力を手に入れた——別々の変異によって獲得された。

農業発明と同レベルの「変化」が今起きている

人間やほかの種が遺伝的変異によって農業の食環境に適応した例は、ほかにもある。その一例が5章でも説明した、アミラーゼ（デンプン消化酵素）をつくる遺伝子の重複だ。家畜化されたイヌは、このおかげで人間のデンプン質の残飯を食べられるようになった。

齧歯類（ラットやマウスなど）や豚など、人間の残飯を食べるほかの種も、デンプンを消化するための遺伝子が重複している。

これらやほかの多くの文化的・遺伝的適応を通じて人間は、それ以前に旧石器時代の狩猟採集環境に適応したのと同じように、農業がつくり出した新しい食環境への適応性を高めた。

そして再び変化が訪れた。レンドゥプとソナム、私がブータン・ヒマラヤのあの高い山の峠を上ったのは、この変化を調べるためだった。

ツノの生えた4・3メートルの動物が「家畜化」を選んだ

私たちはリンシ族のライフスタイルを知るために、ここにやってきた。

リンシ族は、より大きな半農半牧の集団に属している。この集団のライフスタイルは、狩猟採集から農業に至るまでに人間の食環境が通ってきた、すべての歴史的段階の痕跡を今もとどめている。

およそ3万年前に、中央アジアの広大な高地、チベット高原に狩猟採集民が移ってきた。土地面積約250万平方キロメートル、平均標高約4260メートルにもおよぶこの高原は、地球上で最も広大で、最も標高の高い高原である。

古代の移住者たちはこの新しい居住地で、恐ろしい角を生やし、地面にまで届きそうな毛にみっしり覆われ、ふさふさのしっぽをもつ、野生のバイソンに似た動物の大群に遭遇した。オスの体長が約4・3メートル、肩までの高さが2メートル超、体重は900キロを超えるこの動物は、今日でさえ誰もが警戒するだろう。

当時の人々は、この動物との遭遇をとてつもない好機と受けとめた。この地域の壁画には、狩猟者が動物に危険なほど近づき、踏みつけられ、角で突かれる劇的なシーンが描かれている。この動物とは、今もチベット高原に生息する、野生のヤクである。

やがてヤクの一部の個体や集団は野性味を潜め、野生のヤクの群れよりも人間の集団に親しむようになった。おそらく子どものうちに捕獲されて人間の環境で育てられたか、生まれつき野性味が薄かったか、またはその両方だったのだろう。

きっかけは何であれ、ヤクにとってこの新しい環境での家畜としての生活には有益な側面があったため、進化は新たな方向に向かった。ヤクはゆっくり変化を遂げ、ヤクのまわりの狩猟採集民の文化も変わっていった。

昔と今で「209個」遺伝子が違う

約5000年前になると、チャン族と呼ばれる集団が、変化しつつあったヤクと密接に結びついた暮らしを送っていた。

ヤクは肉と乳、毛、皮、燃料や肥料になる糞、輸送手段、そのほかの労働力を提供し、その見返りに捕食動物から保護され、最高の牧草地に導かれ、オスは野生でのようにほかのオスとの熾烈な競争に勝たなくても交尾する機会を与えられた。

ヤクは完全に家畜化され、チャン族は狩猟採集民から遊牧民に変わり、ヤクに生活を依存するようになった。

ヤクの家畜化の過程で起こった進化的変化として、体が小さくなり、気性が穏やかになったことが挙げられる。最近の研究で、家畜化されたヤクと野生のヤクを調べたところ、**209個もの遺伝子に違いが見つかり、そのうちのいくつかが穏やかな気性に関係していることが明らかになった。**

その後の数世紀間で、ヤクを遊牧するライフスタイルが、ヒマラヤを含むアジアの高原地帯全体に広がった。

ヒマラヤでは、放牧の機会にはっきりとした季節性がある。春になればヤク飼いは高地の新しく芽吹いた緑豊かな草地に群れを連れて移動し、ヤクの革でつくったテントに暮らし、ユキヒョウからヤクを守るイヌを飼うことも多い。秋になり、夏の牧草地が茶色に変わって凍てつき始め、人間の生存に適さないほど過酷な天候になると、ヤクを連れて標高の低い場所にある家に戻る。

ヤクは高地人にとってきわめて重要な存在で、「チベット人の黄金」や「山の神聖な神」などと呼ばれる。

「チーズ」が現金になる世界

ブータン・ヒマラヤへの旅は、現地の部族民の毎年の移動生活の両面を観察できるように、完全にタイミングを計って計画された。

標高が低めの場所は、生活に適さない気温になるまではまだ間があったから、高地に向かう途中で人々が暮らす夏のテントをいくつか見ることができた。


雨と霧の山道を上ったあの日の朝、私たちは3世代のリンシ族の暮らすテントで温かいもてなしを受けた。

真珠のネックレスのように紐でつなぎ、天井に吊して干してあった新鮮なヤクのチーズの塊をいただいた（ちなみにリンシ族は、一生を通じて乳を消化する能力を発達させなかった祖先の子孫なので、ヤクの乳を発酵させてチーズなどにしないと食べられない）。


テントを出て歩き始めて数時間後、その日の目的地に着いた。

ヤクの群れを押し分けて進み、せせらぎのほとりに立つ堅牢な石造りの家に近づいた。

壁をつくっている山の石が、銀色のトタン屋根の波板の上にも、板が見えないほどぎっしり敷き詰められている。

玄関の両脇の壁に取りつけられたラックには、ヤクの干し肉が吊されている。中に入ると、床と天井は同じ荒削りの幅広の板でできていた。頑丈な天井板を太い木の梁が支え、そこから紐でつながったヤクのチーズがずらりと吊され、部屋の中央の小さなストーブではヤクの糞が焼かれている。家のそばには別の石造りの搾乳場があり、その向こうの離れた場所に、穴を掘っただけのトイレのある、小さな石造りの部屋が見えた。

その夜、囲炉裏端でお茶を飲み、ヤクの肉とオオムギ、たっぷりのトウガラシを載せた野菜の夕食をいただきながら、会話は様々な話題におよんだ。この家の娘で、流暢な英語を話す女性が、商業の資格をもっていることを知った。彼女と夫は都会生活に見切りをつけ、伝統的な暮らしに戻ってきたばかりだという。


最も重要なことに、ヤクチーズが数珠つなぎにされていたのは、目を楽しませるためだけでないことを知った。

ヤクチーズは山の人々の生活を支える貴重品である。屋根の梁に吊されたチーズの細片は、迫り来る冬の間の食料でもあったが、ほとんどのチーズはウマに積まれ、最寄りの地点まで数日がかりで運ばれる。

そこから町や都市に輸送され、市場で売られ、現金に換えられるのだ。

「スナック」が山奥に入り込んでいる

2日後、私たちはチーズを積んだウマと現代世界とが合流する地点に着いた。私たちが乗る四駆がやってきた。四駆には、ウマで山にもち帰る商品の入った箱が積まれていた。車から荷物が下ろされ、代わりにこれから私たちが向かうふもとの谷の町、ティンプーまで運ぶヤクチーズの袋が積み込まれた。

車から下ろされた荷が分けられ、ウマに載せられるのを、私は黙って見ていた。穀物、野菜、瓶詰油、砂糖や塩、茶の袋――どれも山の家族が私たちをもてなしてくれた品々だ。

それ以外に、**笑顔のパッケージに入ったビスケットやインスタント麺、ポテトチップスといった、糖分と脂肪分たっぷりの食品や、プルタブ式のソフトドリンクの缶も**

見えた。

ぬかるんだ滑りやすい道を車でくねくねと下り、地球上でトラの生息数の最も多い地域を通過しながら、私はたった今見たもののことを考えずにはいられなかった。山に運ばれていく、あの糖分と脂肪分の多い加工食品と飲料が気になって仕方がなかった。

山の生活の激しい活動量と低い気温を考えれば、そうした嗜好品に頼りたくなる機会は頻繁に訪れる。これらのスナックは安価で保存が利くうえ、水分や食物繊維の豊富な果物や野菜に比べて軽くて運びやすい。

だがまさにこうした食品が、世界中の食システムと文化・慣習、人間の健康に大きな混乱を巻き起こしていることも、私は重々知っていた。

「太平洋の小島」の食が壊滅している

2か月後、太平洋の小島で、最も恐れていたことが現実化しているのを目撃した。

私はニューカレドニア大学のオリヴィエ・ギャリーとシドニー大学のコリーヌ・ケローとともに、ニューカレドニア本島の東沖に浮かぶロイヤルティ諸島の1つ、リフー島を訪れていた。この日はゾンゴ族という部族民の家族の家に泊まり、伝統的な家庭生活と食システムを直に体験することになっていた。

だが旅の主な目的は、人々のライフスタイルを乱し、食システムを破壊し、島の自然あふれる環境を危険にさらしつつある脅威について調べることにあった。

レンタカーを降り、ゾンゴ族の住む熱帯の楽園に足を踏み入れた。青々とした芝生と熱帯果樹の向こうに、鮮やかな青緑色のトタン波板張りの、簡素で心地よさそうな家が建っていた。ベランダに、健康で幸せそうな大柄の堂々とした60代のカップルの姿が見えた。私たちを泊めてくれる、ピエールとナオミのゾンゴ夫妻だ。

まず宿泊場所の、伝統的な丸いわらぶき屋根の家に案内された。低い戸口をくぐると、大きく立派な木の柱を中心とする、一間の部屋があった。

そこは、「サンゴの粉末」でナメクジを退治する島

翌朝、朝食につくりたてのヨーグルトとハチミツ、パパイヤ、近くの木から摘んできたココナッツのすり下ろしをいただき、それから家庭菜園に向かった。豊かな茶色の土壌からヤムイモとジャガイモを掘り出し、大庭園で何種類もの新鮮な野菜やハーブ、トロピカルフルーツを摘み、菜園に雑草のように育つ野生の果実やルビー色のベビートマトをつまんで食べた。

ナオミとピエールの夫妻が、サンゴを砕いて尖った砂利をつくり、競技場の白線のように菜園のまわりに敷いて、作物をナメクジから守っていること、また庭にめぐらせた鉄製の杭の上にペットボトルを置いて、野生の豚をカチャカチャ鳴る音で脅かしていることを知った。

昼食を摂るために家に戻り、カナック族のボウンガというご馳走を堪能した。ヤムイモとサツマイモ、オオバコ、ココナツミルク、新鮮な魚を大きなバナナの葉で包

み、地面の穴に焼け石を入れる伝統的なオーブンで数時間焼いてつくる料理だ。

人々がどこから野菜を得ているかはすでに見学していたから、次は魚を調達する方法を実際に体験することにした。

昼食後、ピエールとナオミの息子のポール・ゾンゴが釣り船を準備するのを手伝った。ポールは博士で、私たちをニューカレドニアに連れてきたプロジェクトの主任研究者だ。

釣り船で海に出た。海岸近くでも海は生命に満ちていた。視界が悪いにもかかわらず、泳ぎ出してから数分でウミガメに出会い、大きな回遊魚の群れや、トゲをもつ不思議なハナミノカサゴ、サンゴ礁を紙吹雪のように舞う小さな色とりどりの魚の群れを見ることができた。

そこは、サンゴもサメもシイラも豊かな海

船を進水させた場所から数百メートル離れた地点で、海は90メートルほどの深さに達し、少し進むとさらに300メートル深くなった。最初の目的地のシェルターリー

フと呼ばれる、深い海底から山のように突き出た大きなサンゴの構造体にやってきた。こうした構造は、とくに深い場所にあると、魚を磁石のように引きつける。

到着後間もなく、船のうしろから垂らしていたルアー（疑似餌）のまわりに、大きな魚に特徴的な渦と水跳ねが見られた。ポールが叫んで指さした方向を見ると、シイラが水面から飛び跳ね、ルアーを食べ損ねたところだった。次のトライでは食いついた。

ポールは船を止め、私は午後の日差しを浴びて金と青に輝く、重さ16キロのシイラを船上に引き揚げた。その直後に大きな食用魚も釣り上げた。


それから、浅いサンゴ礁でスピアフィッシング（魚突き）をするために岸に近づいた。水に飛び込んで方向感覚をつかむために下に潜っていくと、リーフシャークと呼ばれる大きなサメが原子力潜水艦のように悠々と通り過ぎていった。

だがその様子には獲物を捕らえようとするときに見せる、かすかな高ぶりが感じられた。その後立て続けに数匹を目撃し、何かが起こっていることを知った。

しばらくの間、サメと一緒に泳いで写真を撮り、それから外洋に向かったポールとオリヴィエを探しにいった。2人は魚が群がる大きく深い溝のそばで待機していた。多くの魚が強い海流に逆らい、その場にとどまるために泳いでいた。

だが溝で獲物を待っていたのは、私たちだけではなかった。サメもだ。私は以前研究でオーストラリアのグレートバリアリーフに浮かぶリザード島に行ったことがあり、獲物を狙うサメの近くでスピアフィッシングをする場合は（どうしてもしなくてはならない場合は）、細心の注意が必要なことを経験から知っていた。

リーフシャークはめったに人を襲わないが、ゆらゆら泳ぐ魚や、行く手をふさぐあらゆるものを躊躇なく捕らえる。周辺の海域を知り尽くすポールは、食用魚を銛《もり》で突いて船に引き揚げ、その日のスピアフィッシングを終わりにした。

自給自足する人が「加工食品」の虜となる

錨を上げて離れる準備をしていたとき、何がサメたちに動揺を引き起こしていたかを知った。私たちが漁をしていた場所のすぐそばに、3人の若い男性を乗せた小型のブリキ船がいたのだ。

彼らはポールの知り合いの部族民で、伝統的な葬儀で招待客にふるまうための魚を釣っていた。船上にはリーフフィッシュで一杯のバケツがあった。

サメを刺激していたのは、彼らの漁だった。男性の1人が、自分の胸ほどの大きさの巨大な魚をもち上げた。魚はちょうど真ん中で緩やかな弧を描いて切断され、前身と後身が背骨だけでつながっていた。明らかにサメのしわざだ。

私たちは釣果のロウニンアジと、ポールが葬儀のために銛で突いたシマアジを3人に提供し、海岸に向かった。


太陽が水平線の下に沈み、皆で釣り糸を巻き上げたあと、私は若者たちとの会話を思い返していた。リフー島沖では、商業漁業はほとんど行われていない——私たちがいま体験したのは、家族を養い、冠婚葬祭用の魚を提供するための、自給自足の漁業だ。

この種の漁業は、リフー島の豊かな海では持続可能で、漁法が変わらない限りいつまでも続けることができる。

だがたとえ人々がそうして生きていくことを選択したとしても、商業漁船団が豊かな海産物で一儲けしようとやってくれば、人々の――いますでに脅かされている――健康的でのどかなライフスタイルは、たちまち終わりを迎えるだろう。

翌日、この問題を目の当たりにした。私たちは島の生活の別の側面を見ようと、リフー島の中心街ウィーに向かった。

まず物資を調達するためにスーパーに立ち寄った。**棚にはカラフルなパッケージの加工食品――インスタント麺にビスケット、加工肉の缶詰等々――が並び、ヒマラヤで見た、ブータンの山にジャンクフードを運ぶウマを思い出させられた。**

いちばん驚いたのは、**スーパーに生鮮食品がほとんどなかった**ことだ。私たちがゾンゴ族の家でここ数日食べていたような野菜や魚はどこにあるのだろう？

きっと生鮮食品のための市場が別にあるはずだと思った。だがそんなものはなかった。

次に訪れたのは、家庭菜園の余剰作物を町の人々に販売するために数年前に設立された、野菜協同組合だ。ここも意外なほど閑散としていた。ヤムイモ、ジャガイモ、サツマイモの棚はあったが、カボチャ数個とキャベツ1個を除けば、緑、オレンジ、黄、赤色のものは1つもなかった。

愛想のよいマネジャーによれば、家庭では自家消費と儀式に必要な分だけしか栽培されていないのだという。それに代わるものとして、町の人々はスーパーの棚にあったような、加工食品に頼っている。安価でおいしく、破滅的な影響を招く食品だ。

「交通」が整うと肥満が起きる

新しい食品が入ってきたせいで、家庭菜園で果物や野菜を栽培・収穫し、魚を釣るスキルを身につける子どもがますます減っている。輸入加工食品の市場は拡大を続けている。

そして人々のウエストサイズと、糖尿病などの食生活関連の病気に苦しむ人の数は、増加の一途をたどっている。

ブータンで私たちが見たのは、このプロセスの初期段階だった。加工食品が伝統的な人々の食事に入り込もうとしていた。

ブータンではヤクの遊牧民にまだ肥満は見られないが、それはこうした食品が手に入りにくいからでもある。店や自販機がないため、いちいちウマで運び込まれなくてはならない。

しかし船の便があり、自前の空港までもつリフー島には、そうした制約はなく、そのため**過体重と肥満は２０１０年以降13％増加し、今では大人の80％以上に上る。**

ブータンでも同様に、**山地に運ばれる加工食品を供給する町や都市などの交通の便がよい地域では、肥満が増えている。**

これらの地域で目下起こっているのは、アメリカやオーストラリアなどの先進国をむしばみつつあるプロセスの初期段階だ。
これは**「栄養転換」**と呼ばれるプロセスだ。それは農業や狩猟を主体とした伝統的な食環境が、化学者や食品技術者によって人間の食欲に訴求するよう設計され、世界各地に出荷された食品に置き換えられるときに起こり、常に同じ結果を招く——**伝統的な食料供給習慣に関わるスキルが失われ、肥満とその関連疾患が増加する。**

加工食品はなぜ、どのように問題を引き起こすのだろう？　私たちの昆虫や霊長類などの研究は、この疑問を解く手がかりになるだろうか？

10章のまとめ

1. 食環境が永久的に変化すると、動物は変化した環境に適応するための新しい戦略を生み出す。変化が急激すぎたり極端すぎたりする場合は、適応の過程で健康不良や早死、ときには絶滅の危機が生じる。

2. 人間は文化的手段を利用して、みずからの食環境を段階的に変化させてきた。火の利用、道具の発明、狩猟採集から農業への転換、また最近では食料生産の工業化と流通のグローバル化などが、その手段である。

3. 現在ではグローバリゼーションにより、過去数十年間に先進国で見られた動きが世界全体に広がり、不健康な工業食品が健康的な伝統的食事に取って代わりつつある。

4. 工業食品は人間の健康にどのような影響を与えているのだろう？

11章

現代

「人間」にとって破滅的な食環境

「何かをはっきり理解したければ、まずそこから目をそらさなくてはならない」とは、不思議な真実だ。私たち2人は、あらゆる人間にとって非常に重要な食環境を研究する際に、これを実践してきた。

私たちはここ30年の間に、バッタやゴキブリ、ネコ、イヌなど、数々の動物を実験室で観察し、バッタやコオロギ、サルやオランウータンを野生で観察した。山を登り、孤島に足を延ばして、数千年におよぶ人間の歴史が現代世界と衝突する様子を見た。

おかげでいま私たち自身の種に目を戻したとき、次の重要な問題をさらに鮮明にとらえることができる――人間は、どんな食環境でも生み出せる力をもちながら、なぜこれほど不健康な栄養、病気、死、不平等、環境劣化を生み出してしまったのだろう?

いくつかの答えが明らかになりつつある。

「超加工食品」が人間をぶくぶくにする

現代の食環境が有害化した経緯を理解しようとする私たちの探究は、デイヴィッドが2015年にブラジルから受け取ったメールをきっかけに、重要な一歩を踏み出した。

メールの差出人は公衆衛生栄養学の第一人者、サンパウロ大学のカルロス・モンテイロ教授。カルロスは、人間とペットの摂食パターンに関する私たちの論文を読み、彼の研究に関連があることに気づいて連絡をくれたのだった。

カルロスは様々な種類の食品と肥満との関係を、世界中で調べている。まずブラジル、それからアメリカやそのほか多くの国で実施された彼の研究は、明確なパターンを明らかにした。**「超加工食品」と呼ばれる分類の食品の摂取量が増えると、肥満が増える**のだ。

そして肥満が増えるほど、糖尿病や心疾患、脳卒中、特定の種類のがん、早死が増えるのは周知のとおりである。

人間の健康にこれほどの悪影響をおよぼしている、超加工食品とはいったい何だろう？

簡単にいえば前章で見た、ブータン・ヒマラヤに運び込まれ、ニューカレドニアののどかなリフー島のスーパーの棚に並んでいたのと同じ、**カラフルなパッケージの食品**だ。

ただの「加工食品」とはまったく違う

といっても、これほど大きく複雑で重要な問題を扱うには、簡単な定義では用をなさない。超加工食品が、ほかの種類の加工食品とどう違うのかを理解する必要がある。

加工食品の多くはなんの危険性もなく、むしろ健康によいものさえある。

ここで、カルロスと研究仲間の出番となる。カルロスらは食品を加工のレベルに応じて分類し、健康を脅かす加工食品を特定するためのシステムを開発した。この方式は、「NOVAシステム」と呼ばれる。

NOVAシステムは、食品を加工の性質によって4つに分類した。

■グループ1：食品の長期保存、簡易調理のための加工

その1つ目、NOVAグループ1は、非加工食品と、組成をほとんど変化させない単純な方法——乾燥、粉砕、焙煎、煮沸、低温殺菌、非食用部分の除去、真空パックなど——で加工された食品である。

グループ1の加工の主な目的は、保存性を高めて食品の寿命を延ばすことや、調理を簡易化することにある。

この分類の食品の例には、低温殺菌牛乳、粉乳、冷凍・缶詰野菜、無塩のロースト

ナッツ、乾燥豆などがある。

■グループ2：下ごしらえ、風味づけのための加工

NOVAグループ2は、グループ1のようなホールフードを含まず、食品の下ごしらえや調理、風味づけに使われる食材である。バターやオイルなどの油脂類、メープルシロップなどの砂糖および関連製品、塩などがこれに含まれる。

これらの食材は、主に精製、抽出、圧搾、また塩の場合は採取、蒸発などの機械的加工によって製造される。

■グループ3：缶詰、瓶詰

NOVAグループ3は、加工食品だが「超」のラベルには相当しない。これらは瓶詰や缶詰、場合によっては発酵などの保存技術を用いて、グループ1の非加工・最小加工食品に、グループ2の食材（脂肪、糖、塩）を加えて製造される。

グループ3の加工の主な目的は、グループ1の食品の品質保持期間を延ばし、嗜好性（おいしさ）を高めることにある。

このグループの食品の例には、缶詰・瓶詰の豆や野菜、果物、缶詰の魚、塩または砂糖で味つけされたナッツ、塩漬け肉・乾燥肉・燻製肉、伝統的な製法でつくられた新鮮なチーズやパンなどがある。

グループ1、2、3で行われる加工法は、新しいものではない。なかには人類が出現する前の時代、今から数千万年前にまでさかのぼる方法もある。前章で見たように、人類の遠い親戚のヒゲオマキザルは、NOVAグループ1の加工を行う。石器を使って、食用でなかった木の実の殻を取り除いている。NOVAグループ2と3の加工法——食材を抽出し、非加工食品の日持ちをよくするためにそれらの食材を加えること——は、カテゴリー1に比べればずっと歴史が短く、またおそらく、人間だけのものである。

とはいえ、これらもはるか以前から存在する方法だ。考古学者はオリーブオイルの抽出やチーズの製造、ベーコンの塩漬けが数千年前に行われていた証拠を発見している。2018年には、イスラエルの洞窟で1万3000年前にビールの醸造が行われていた証拠が見つかった。同じ年に、1万4000年以上前のヨルダンの狩猟採集民の遺跡で、焼かれたパンのかけらが発見されている。

人間が農業を始めるずっと前から、非常に長い間にわたって食品を加工してきたのは明らかだ。このため、NOVAの最初の3つの区分は、現代の栄養的災難を引き起こした原因とは考えにくい。

■グループ4：ペンキやシャンプーと同じ「工業製品」

ここで登場するのが、NOVAグループ4の超加工食品である。

これらが利用されるようになったのはごく最近のこと、繊維から鉄、蒸気エンジン、自動車に至るあらゆるものの製造を機械化する大規模産業が発展してからのことだ。

ちょうど同じ頃に世界初のダイエット本が刊行されたのは、おそらく偶然ではない。ウィリアム・バンティングが1864年に著した低炭水化物食の勧め、『市民に宛てた肥満についての書簡』は、瞬く間にベストセラーになり、2年間で6版を重ね、当時としては破格の5万部を売った。

超加工食品がヴィクトリア朝時代の食環境に組み込まれたのと同じ時期に、一般大衆が肥満を意識していたことは明らかだ。

ＮＯＶＡグループ４の食品とは、どういうものをいうのだろう？

工業的製法で広範な加工が行われているため、ときには食品と見なされず、**「超加工製品」と呼ばれることさえある食品**だ。**ペンキやシャンプーと同じ工業製品**だが、消費者の装飾的な美学や衛生観念にではなく、味覚に訴えるよう設計されている。

一般に超加工食品の製造は、大規模な機械によってホールフードをデンプン、糖、脂肪、油、タンパク質、食物繊維などの成分に分解するところから始まる。主な原材料は、工業生産された高収量作物（トウモロコシ、大豆、小麦、サトウキビ、テンサイなど）や、集約的に生産された畜肉の挽肉やすり身である。

続いて加水分解（化学分解の一形態）や水素化（水素原子の付加）などの化学的修飾を施されてから、ほかの物質と組み合わされることもある。またその過程で、さらに工業加工（前揚げ、押し出し、成形など）されたり、また品質保持期間を延ばし、食感や風味、匂い、外観を変えるために、化学添加物を配合されることもある。こうした添加物の多くが農産物由来ではなく、石油などの産業に由来する化学物質である。

「アイスクリーム」と「原油」の共通点

そんな馬鹿な、とあなたは思うかもしれないが、本当の話だ。

たとえば一般的な超加工食品の1つ「アイスクリーム」を考えてみよう。

世界石油大手のBPが発行する雑誌の2016年8月17日号に、こんな文章で始まる記事が載っている。「アイスクリーム、チョコレート、ペンキ、シャンプー、原油の共通点は何だろう？　答え：それらを支える科学である」

この記事によると、ケンブリッジ大学BP混相流研究所の研究チームが、石油生産から、ペンキ、シャンプー、チョコレート（これも超加工食品の一種だ）、アイスクリームなどの多くの製造工程に共通する問題の解決に取り組んでいるという。

科学という見地からいえば、科学者が分野を超えて大きな問題について考えるのはよいことだ。それは私たちの所属するチャールズ・パーキンス・センターが、現代の肥満、糖尿病、心臓病の蔓延を駆り立てている多様な要因を理解するために取っているのとほぼ同じ方法だ。

とはいえ、石油とシャンプー、ペンキ、超加工食品産業の共通の関心とは、人間の食事をよくすることではなく、製品をより効率的に製造したり、消費者への訴求を高めたりすることにある。

またこれらの産業は、ただ問題や関心を共有するだけでなく、製造上の問題を解決するために用いられる原料や工程までもが共通していることが多い。

「プラスチック」「殺虫剤」「除光液」と同じ成分を食べている

たとえばアイスクリームは、クリームと砂糖、果物などのフレーバーだけを使って、家庭でつくることができる。

では大量生産された市販のアイスクリームの製造に一般的に使用される原材料を見てみよう。

石けんや合成洗剤、合成樹脂、香水にも使われる「酢酸ベンジル」。染料やプラスチック、ゴムにも使われる「C－17アルデヒド」。燃料ガスのブタン由来で、医薬品や殺虫剤、香水にも用いられる「ブチルアルデヒド」。ひと昔前、病院でアタマジラミの駆除に使われていた「ピペロナール」。糊やマニキュアリムーバーにも使われる「酢酸エチル」。

リストはまだまだ続く。

そして市販のアイスクリームは、私たちの食事の無視できるほど小さな要素ではない。

2018年のアメリカのアイスクリームの年間消費量は約2000万キロリットル、1人当たりでは約6・12リットルにも上った。

アイスクリームが、こうした原材料を含む超加工食品の1品目でしかないことを考えると、さらに不安になる。ほかにも大量生産されたキャンディやチョコレート、ケーキ、パン、ピザ、ポテトチップス、朝食用シリアル、サラダドレッシング、マヨネーズ、ケチャップ等々、多すぎてここには掲載しきれないほどの品目があるのだ。

ラベルでは「合成香料」とだけ表示される

２０１８年にオーストラリアで販売されていた加工食品の61％が、ＮＯＶＡグループ４に該当した。２０１６年に新しく発売された食品・飲料製品の数は２万１４３５品に上ったが、これらのほとんどが超加工食品だった。

私たちが体内に送り込んでいる奇妙な化学物質のカクテルがどんなものか、想像がつくだろうか。

これらが有害かどうかは重要な問題だが、それは線引きがとても難しい問題でもある。有害性が疑われるものもあれば、確実に有害なものもある。

たとえばアメリカ食品医薬品局（ＦＤＡ）は２０１８年10月、動物実験で発がん性の証拠が得られたとして、超加工食品に合成香料として使われていた８種類の添加物の使用を禁じた。ベンゾフェノン、アクリル酸エチル、オイゲニルメチルエーテル、ミルセン、プレゴン、ピリジン、スチレンである。

最初に挙がったベンゾフェノンについては、食品と直接接触するゴムの製造に使用することさえ禁じられた。なのに、これを執筆している間も、またもしかするとあなたがこれを読んでいる今（原書刊行時）も、これらの化学物質は大手を振って食品に使われている可能性がある。なぜならＦＤＡの決定後２年間は、使用が認められるからだ。

だがどの食品に使われているかを知るすべはない。**食品メーカーには、ラベルに「合成香料」以上の詳細を表示する義務はないのだから。**

これらの物質のすべてが、加えられる側の食品に自然に生じないという意味で、人工的である。

それは当然だ。こうした食品自体、自然に生じたものではなく、工業的に生産された超加工食品なのだから。

しかしこうした化学物質の中には、ＮＯＶＡカテゴリー１、２、３の食品に自然に生じるものもある。たとえばミルセンは、イブキジャコウソウ、大麻、パセリ、ホップなど、多くの植物に天然に含まれる。それでも、一般に食品や香水に工業利用されるものは、植物由来ではなく化学的に合成されたものだ。同じ分子だが、由来が異なる。

オイゲニルメチルエーテルは、クローブやベイリーフ、バジル、ナツメグをはじめ、多くの芳香性植物に含まれている。

植物が「身を守るために出す物質」を摂っている

このことから、化学物質が自然に存在するからといって、安全とは限らないことがわかる。

実際、ミルセンやオイゲニルメチルエーテルをはじめ、自然に存在する化学物質の多くは、安全にならないように進化した。**それらは植物が捕食者から身を守るために生成する物質なのだ。**

また同様に、化学物質がわけのわからない名前で呼ばれ、食品に人工的に添加され、シラミを殺したりペンキやプラスチックを製造したりするのに使われるからといって、毒性があるとは限らない。

たとえば「酢酸イソアミル」。これはアイスクリームやキャンディ、ケーキ、そのほかの超加工食品に、バナナの香りを与えるために使用される添加物だが、ペンキやラッカーの溶剤、靴クリームの添加物としても使われている。

そう聞くと、ちょっと嫌な感じがするだろう？　だがこの化学薬品は、一部の種類のビールに心地よい果実のような風味を与えている。かの有名なビール純粋令（ラインハイツゲボート）によって、水、大麦、ホップ、酵母以外のものを原料としてビールを醸造することが厳しく禁じられているドイツのビールにさえ含まれる。なぜなら、ビール酵母が発酵する過程で、副産物として自然に生成されるからだ。

また酢酸イソアミルはほかの化学物質とともに、自然のバナナに特有の風味を与えている。もしこの添加物をアイスクリームに使うべきでないというのなら、バナナやビールも口にしないほうがよいのだろうか？

なにしろアイスクリームに人工的に添加される物質も、酵母がビールにもたらす物質も、バナナの中で自然に合成される物質も、まったく同じ分子なのだ。

「トランス脂肪」は専門家が一番危険と言う物質

また、加工食品メーカーは別の境界を踏み越えて、人工的に修飾した分子を食品に加えることもある。この悪名高い例が、**「トランス脂肪」**だ。

トランス脂肪とは、植物から抽出された健康的な不飽和油を、前述のとおり水素化（水素原子を付加）することで、工業的に製造される脂肪である。

なぜこんなことをするかといえば、安価な液体油を固体化させることができ、それをバターの代わりにピザやパイ、電子レンジポップコーン、ドーナツなどの製品に使うと、パリパリ、サクサクとした食感が得られるからだ。

また健康的な油をこのように変化させることで、油とそれを含む超加工食品の寿命を延ばすこともできる。

残念ながら、トランス脂肪はそうした歯触りがよく長期保存の利く食品を食べる人々の寿命を延ばすことはない。

工業的に製造されたトランス脂肪が、現在あるすべての脂肪の中で最も危険だという点で、健康管理の専門家の意見は一致している。世界保健機関（WHO）の推計によれば、トランス脂肪の摂取が原因で、毎年世界で50万人以上が心臓病で亡くなっている。

2005年のデンマークをはじめ、アイスランド、オーストリア、スイスなど一部の高所得国でトランス脂肪が禁止されているにもかかわらず、これだけ多い人数なのだ。アメリカは、2018年になってようやく使用を禁止した。その後ニューヨークとデンマークで行われた研究は、心臓病による入院と死亡の大幅な減少を示している。

トランス脂肪は、今も多くの低中所得国と一部の〔日本を含む〕高所得国の食品の重要な一角を占めている。

たとえば私たちが暮らすオーストラリアでは禁止されていないし、加工食品のメーカーにはこの有害物質を使用しているかどうか、どれだけ使用しているかを表示する義務さえないのだ。

化学物質食を避ける「すべ」はない

合成添加物に困惑しただろうか？　私たちもだ。

超加工食品の製造に使われる添加物はあまりにも多い――オーストラリアで使用が許可された添加物は３００種を超える――ため、奇妙な化学物質のカクテルを安全に避けるための簡単な方法はおろか、可能な方法すらない。

添加物の中には安全なものもあれば、状況次第で安全にも危険にもなるもの、またトランス脂肪のように状況によらず有害なものもある。

それに、たとえ消費者が、何を食べるべきか、避けるべきかを判断できるだけの知識をもっていたとしても、添加された化学物質が（最近アメリカで禁止されたいくつかの添加物のように）「合成香料」のような秘密主義の包装表示の裏に隠されていたり、（オーストラリアのトランス脂肪のように）ラベルに表示する義務がなかったりすれば、せっかくの知識もほとんど役に立たない。

その場合の最善の戦略は、すべての超加工食品を疑いの目で見ることなのかもしれない。

とはいえ、私たちは30年にわたって自然の食システムに暮らす野生動物を研究し、人工的な食システムをつくって実験室で動物を研究してきた経験から、状況が思ったほど複雑ではないことを知っている。人間もほかの動物と同じ、ひとつの食環境内のひとつの種と見なせば、混沌の中にも秩序が見えてくる。

つまり、**新しい化学物質のカクテルや、新しい使い方をされた既存の化学物質のカクテルを含む超加工食品を取り入れれば、悪影響がおよぶのは当たり前**だということだ。

こうした物質の多くは、栄養的特性のために使用されるのではなく、加工コストを下げ、品質保持期間を延ばし、そのままではおいしいはずがない化学物質の塊の美的魅力――風味、食感、色など――をよくするための安易な方法として添加されるのだから。

食品メーカーは意図的に「中毒」を仕込む

数百万年かけて進化してきた人間の精密な生理機能を、そうした奇妙な食品成分にさらすのは、宝くじのようなものだ。

もしかすると、たまたま安全なものや、健康によいものさえあるかもしれない。だがおそらくそれ以外の多くが、危険をもたらす可能性が高い。

だからこそ医薬品は、数百万ドルのコストと長い年月をかけて徹底的に検証されてから、初めて販売が認可される。

だが食品産業での添加物の使用に関して、それほどの厳密さはない。

そう聞いて不安になったかもしれないが、この毒の宝くじにはもう1つ、より目立たないがさらに恐ろしい側面、私たちが最も恐れなくてはならない側面がある。

それは、超加工食品のメーカーが、できる限り偶然性を排除して、確実に食品に与えようとしている特性である。添加物は、ある効果を確実に引き起こすために、食品の設計に意図的に組み込まれている。

その効果とは、**私たちにその食品を大量に食べさせること**だ。

そして添加物に関して何が問題かといえば、添加物そのものというよりも、添加物を使うことによって、私たちの体が生きていくために必要とする栄養素の摂取が狡猾に操作されていることにある。

これを説明するために、オックスフォードの実験室の小さなプラスチック箱で行ったバッタの初期の実験に戻ろう。

超加工食品は「実験」に最適な材料

この実験室実験の目的は、栄養素の摂取比率の違いが動物に与える影響を理解することにあった。当時多くの科学者、とくに生態学者がこのテーマについて論じ、自分たちの考えを検証するための実験を行っていた。

だがこのテーマをめぐっては、とくにある1つの理由から、大きな混乱と論争があとを絶たなかった。研究者は野生での動物の摂食量を測定するときも、野生動物を実験室に連れてきて実験するときも、餌として本物の食物——葉など——を使っていたのだ。

この手法の何が問題かというと、ほとんどの食物は無数の化学物質からできているため、実験の結果が研究対象の栄養素に起因するのか、それ以外の栄養素に起因するのか、それとも栄養素の何らかの組み合わせに起因するのかを判断するのが困難なことだ。

私たちが追究していた謎を解明するうえで、このことがじつに厄介な障害になっていた。

そこで最初のバッタ実験を計画する際、複雑な本物の植物を避けて、独自の実験餌をつくり、その組成を正確にコントロールできるようにした。

これを行うために、食品業者ではなく、化学品のカタログから注文した材料を使用した。これらは多様な原料から工業的に抽出・精製され、主に研究用に包装・販売された製品で、容器には化学式と純度、ときには製造原材料が記載されている。

たとえば、「細菌性ペプチド」「カゼイン」「卵アルブミン」（すべてタンパク質）

「スクロース」「デキストリン」（どちらも炭水化物）「リノール酸」（脂肪）「ウェッソン塩混合物」（ビタミン混合物）「セルロース」（難消化性繊維）「アスコルビン酸」（保存料だがビタミンCでもある）といったものだ。

こうした材料のおかげで、特別な配合餌を設計し、それらが昆虫におよぼす影響を検証することができた。いいかえれば、私たちは科学研究用の独自の超加工食品をつくったことになる。

タンパク質操作でバッタが「5倍」餌を食べた

これらの実験から、興味深いことがわかった。

各餌に対する昆虫の反応について学べば学ぶほど、バッタの生物学的な仕組みを操作して、自然がけっして意図しないような結果を生み出せるようになった。

バッタの摂食量を増やすことも減らすことも、一部の餌だけを渇望させることも、成長を早めることも遅らせることも、太らせることもやせさせることも、繁殖数を増やすことも減らすことも、寿命を延ばすことも縮めることも、遠くまで歩かせることも怠惰にさせることも、水の摂取量を増やすことも減らすこともできた。

続いて行ったマウスの大実験（8章）では、ただ餌を調整するだけで、思うままの結果を「ダイヤルで呼び出す」ことができた。

しかもこうしたすべてを、餌に奇妙な化学物質を加えるのではなく、ただ純粋な栄養素の比率を調整するだけで、行うことができた。**最も強力な成分は、どんな場合でも必ずタンパク質だった。**タンパク質の比率を炭水化物に対して増やせば、被験動物の一生にある結果が生じ、タンパク質を減らせば、別の結果が生じた。

タンパク質を中心として成分の比率を変えることで、バッタに通常の5倍量の餌を食べさせることさえできた！　餌を通して、動物にとてつもない力をおよぼすことができたのだ。

この結果を見て、人間の食事について考えずにいられなかった。

人間も動物と同様、栄養素の比率のほんのわずかな操作に影響されるのだろうか？　もしそうなら、バッタやほかの種で見られたように、カギとなる要素はタンパク質なのだろうか？　こういう経緯があったからこそ、レイチェル・バトリーが家族の山小屋で友人たちを対象に実験したいと名乗りを上げてくれたとき（6章）、私たちは狂喜したのだ。

実験の結果、すでに説明したとおり、人間もタンパク質比率の変化によって簡単に操作されることがわかった。タンパク質比率は、脂肪と炭水化物の摂取に大きな影響を与える。**食事中のタンパク質が少なすぎれば、太るまで過食するほどの影響だ。**

アメリカ人の「食事の半分」以上は超加工食品

だが重要な疑問がいくつか残った。

この実験でタンパク質が食事の摂取量に影響をおよぼしていたからといって、人々がスーパーの棚やレシピ本、レストランのメニューから食べるものを選ぶ、現実の世界でも同じことが起こるとは限らない。

そこで私たちは動物の摂食研究の舞台を野生に——自然の食環境に——移し、自由選択の世界で何が起こるかを調べることにしたのだ。

また、たとえタンパク質比率の低下が、現代の食環境で過食を促していることを証明できたとしても、もう1つ疑問が生じる。

食事の中のどういった食品がタンパク質を薄めているのか？

私たちはすでにほかのいくつかの種で、この問いに答えを出していた。たとえばオランウータンにとっては、果実が原因だ。果実が豊富な時期には、オランウータンはタンパク質ターゲットを達成するためにより多くのカロリーを摂取する必要があり、結果としてかなりの脂肪を蓄えることになる。

だが人間についてはどうなのか？　私たちを答えに導いてくれたのが、カルロスからのメールだった。

あのメールの数か月後、カルロスと彼の博士課程学生ユーリ・マルティネス・ステイールから、彼らの行なっていたアメリカ人の食事の分析に協力してくれないかという誘いを受けた。

彼らは政府出資研究、アメリカ国民健康栄養調査（NHANES）に参加した90 42人の被験者の食事という、膨大なデータセットを検証していた。分析の目的は、超加工食品の摂取量の違いがアメリカ人の食事に与えている影響を調べることにあった。


ユーリとカルロスはこれを行うために、食事に占める超加工食品の比率によって、被験者を5つのグループに分けていた。

グループ1の人々は、日常の食事の33%が超加工食品だった。そう、3分の1だ！しかもこれが最も比率の低いグループだ。グループ2は食事の49%、グループ3は58%、グループ4は67%、そしてグループ5はなんと81%を超加工食品が占めていた。

そのうえこれらの比率はグループ全体の平均値だから、グループ5の多くの人が81%を超えていたことになる。**ちなみに全米平均は57%と、食事の半分超が超加工食品だった。**

初めてデータを見たときは衝撃を受けたが、同時にまたとない機会を得たことを知った。このデータを利用すれば、ボルネオの森林の食環境で果実がオランウータンのために担っているのと同じ役割を、超加工食品がアメリカの大人にも果たしているかどうかを調べるモデルを構築できる。

すなわち、タンパク質ターゲットを達成するために、エネルギー摂取を増やせと求める役割である。

「食品メーカー」はタンパク質を減らしている

このときもいつもと同じように、結果を検討するための第一歩として、タンパク質摂取量を横軸に、炭水化物と脂肪の摂取量を縦軸にとって、データを幾何学的に表した。

データはほぼ完全に垂直線状になった。**食事の超加工食品の比率がグループ1からグループ5まで上昇するにつれて、タンパク質が摂取カロリーに占める割合は18・2％から13・2％まで低下した。**

これはオランウータンの食餌に見られた現象とまったく同じだった——タンパク質の摂取比率は、果実が乏しいときは上昇し、果実が豊富なときは低下した。

またオランウータンと同様、人間のエネルギー摂取量は超加工食品の摂取量に応じて、1946kcal（超加工食品の比率が低い場合）から2129kcal（超加工食品比率が高い場合）まで増減した。それでも、やはりオランウータンと同様、グループ間でタンパク質摂取量に違いは見られなかった。**どのグループも、タンパク質ターゲットを達成するまで食べ続けた。**

これは重大なことを意味している。

1つの可能性として、食品メーカーは意図的であろうとなかろうと低タンパク質食に向かって舵を切りつつあり、私たちはそれに反応して食べる量を増やしているとも考えられる。まさに、実験で私たちが餌のタンパク質比率を減らしたときに、バッタが行ったのと同じ行動だ。

これは不健康な食品をたくさん売るのに都合のよい作戦だが、カルロスの分析によってすでに示されているように、肥満や病気、早死を防ぎたい人にとっては、都合がよいとはいえない。

何年も前に行ったバッタの実験をきっかけに始まり、野生の霊長類にまで対象を拡大した私たちの分析は、肥満の蔓延についての画期的な新しい手がかりをもたらした。超加工食品を食べると太るのは、一般に考えられているように、そうした食品に含まれる脂肪と炭水化物に対する強い食欲が原因なのではない。

そうではなく、**私たちのタンパク質欲が、脂肪と炭水化物の摂取を制御する能力よりも強いから、太りすぎてしまうのだ。**

そのため、超加工食品に見られるように、タンパク質が脂肪と炭水化物によって薄められると、タンパク質欲が、本来脂肪と炭水化物の摂取を制御するはずのメカニズムを圧倒してしまう。

その結果、必要以上に、つまり健康によい摂取量以上に食べすぎてしまうのだ。

「繊維」が腸の処理能力を上げ下げする

この気づきは、多くの疑問を解く手がかりになったが、すべての疑問が解消したわけではなかった。

なぜオランウータンなどの霊長類は果実だけで太るのに、人間を太らせるためにはこれほど多くの奇妙な工業用配合物が必要なのだろう？

タンパク質レバレッジでと同様、その答えを解くカギは動物実験にあった。


ここまで、バッタなどの動物の研究を説明する際、ほかの栄養素に対するタンパク質の相対的な重要性に焦点を当ててきた。

その一方で、動物の摂食に重要な影響をおよぼすもう１つの要素にはほとんど言及してこなかった。

「食物繊維」だ。


食物繊維は昆虫の摂食パターンに、タンパク質に次ぐ強力な影響をおよぼしていた。繊維比率が低い餌で飼育していたバッタに繊維比率の高い餌を与えると、全体的に食べる量が増えた。

その理由は、食物繊維を加えたことでタンパク質と炭水化物の比率が低下したため、これら2つの栄養素の摂取量を維持しようとして、バッタは食べる量を増やし、結果として食物繊維の摂取量をさらに増やしたからだ。

そしてバッタが摂取した余分な繊維がどうなったかは、生物学の博士号がなくてもわかる。餌を食べた数時間後、実験箱のまわりに小さなペレットのようなかたちの糞が散らばっていた。餌に繊維が含まれていればいるほど、糞の量も多かった。繊維はバッタの腸をまっすぐ通り抜けたのだ。

だが一定レベルを超えると、変化が起こった。**餌に十分な量の食物繊維が含まれると、バッタは食べる量を増やさなくなった**。バッタは食物繊維で満たされ、腸の処理能力の上限に達したのである。

だがオランウータンや人間はどうなのだろう？　類人猿は、あれほど多くの繊維を摂取しながらも、太りすぎるまで果実を食べた。

これに対し、人は肥満になるまで果実を食べることはない――別の方法で肥満になるのだ。

リンゴ4個も「ジュース」にすれば平らげられる

これを簡単な実験で説明しよう。

リンゴを4つ、ノンストップで食べてほしい。ほとんどの人は2つも食べられずにギブアップする。では、リンゴ4個分のジュース――グラス約1杯分――はどうだろう。これなら簡単に飲み干せるし、さらに4個分を飲み干せたとしても不思議ではない。

何が違うかといえば、**ジュースにすると、リンゴの繊維質のほとんどが搾りかすとして取り除かれる**。**だからジュースなどの糖分の多い飲み物を飲むと、ついついカロリーを摂りすぎてしまう**。食欲のブレーキを発動させずに取り込まれるのだ。

人間とオランウータンは霊長類のいとこ同士だが、果実の摂取に関する限り、ある重要な点で違っている。

オランウータンはほかの多くの草食動物と同様、大量の食物繊維を処理するのにとくに適した腸をもっている。オランウータンの場合、この処理は大きな袋状の結腸で行われる。腸の容積が大きいおかげで、お腹がいっぱいになる前に、繊維が豊富な果実を人間よりも多く――それに含まれる糖と脂肪と一緒に――食べることができる。

そのうえ、この身体構造のおかげで、食物から得られるエネルギーを別の方法で高めることができる。オランウータンの結腸には大きな微生物叢があり、そこに棲む数十億の微生物が、繊維を分解してエネルギーに変えるのだ。

人間がオランウータンと違って、果物の食べすぎで太らない理由は、食物繊維にある。人間は類人猿ほど多くの果物を食べられないのだ。

それに、人間がなぜ超加工食品を食べて太るのかも、繊維によって説明できる。**工業的に生産された大量の作物が、食品加工機械によってデンプンと糖に変換される際、取り除かれる主なものの1つが食物繊維だ。**いったん除去された繊維はけっして――少なくともその多くは――食品に戻らない。

バッタやマウス、オランウータン、そしてリンゴジュースの例から学んだように、**食物から繊維を取り除くのは、食欲のブレーキを切ってしまうようなものだ。**

そう考えると、近年の肥満と超加工食品が切っても切れない関係にある理由が理解しやすくなる。

工業化で「微量栄養素」が捨てられる

バッタ実験が示してくれた朗報が1つある。

私たちがバッタの餌を操作して、炭水化物と脂肪の摂取を増やすよう仕向けたとき、餌に含まれる健康的な微量栄養素——ビタミンとミネラル——の摂取量も増えたのだ。

このことは、超加工食品にまみれた私たちの食事に、希望の光を投げかけてくれるだろうか？

その可能性はある。だが現実には、そうなっていない。

大規模な抽出機械が食物繊維とともに葬り去るもう1つのものが、微量栄養素なのだ。超加工食品にはそもそもビタミンとミネラルがほとんど含まれないため、たくさん食べたところで、微量栄養素の摂取量はほとんど増えない。

少々うがった見方をすれば、超加工食品のタンパク質比率を下げ、かつ食べられる量を増やすために食物繊維を除去するのは、売上を伸ばすための巧妙な戦略とも考えられる。

だが、食品会社がタンパク質を減らそうとする理由は、ほかにもある。

タンパク質をケチれば「製造原価」が安くなる

どんな理由だろう？　私たちはその1つを、ニューサウスウェールズ大学のロブ・ブルックス教授との共同研究で調べた。

この研究に要したのはバッタではなく、コンピュータとインターネット接続だけ。アメリカとオーストラリアのネットスーパーに行って、どちらの国でも買える106品目の食品を選び、それぞれの価格と栄養成分を記録した。

このデータをもとに、脂肪、炭水化物、タンパク質のそれぞれの含有量が、各食品の価格にどれだけ寄与しているのかを計算した。

どちらの国でも、結果は同じだった。脂肪含有量は食品価格にほとんど影響をおよぼさなかった。つまり脂肪から得られるカロリーは、価格押し上げ効果が非常に小さかった。

他方、**タンパク質は強力な影響をおよぼし、タンパク質が多いほど、商品の価格は高かった**。驚いたことに、炭水化物はかえって価格を下げた。炭水化物が多く含まれる食品ほど、価格は安かったのだ！

加工食品のメーカーがなぜタンパク質をケチり、炭水化物と脂肪を大盤振る舞いしようとするのかは明らかだ。**製造原価を抑えられるから**だ。

そのうえ今見たように、消費者の食欲を操作して過食させることまでできるという、おまけまでついてくる。

「繊維が少ない食材」はおいしい

製造原価を下げ、タンパク質レバレッジを通じて消費を増やすという2つの説明によって、超加工食品のタンパク質比率が低く、炭水化物と脂肪の比率が高い理由を十分理解できたと思うかもしれない。

だがこの配合には、それ以上に強力なメリットがある。**「味」**である。

ここでもわれらが気高きバッタが、なぜそうなのかを教えてくれる。繊維を多く含む餌と少ない餌のどちらかを選ばせると、バッタは繊維が少ないほうを選んだ。なぜなら、繊維が多いと栄養素の存在が薄まるからだ。栄養素は――脂肪、炭水化物、タンパク質、そして塩も――食物に風味を与える重要な要素である。つまり**繊維の比率が低いと、食べ物はおいしくなる**。

私たちの初期のバッタ研究がこれを裏づけている。味蕾を刺激する栄養素の濃度を高めると、電気信号がバッタの脳により速く到達し、食べるようバッタを促したのである。

したがって、超加工食品の繊維含有量を減らすことが、なぜメーカーの利益になるのかはすぐわかる。味がよくなるからだ。

バッタで見られたこの影響は、史上最大の健康危機の1つである、超加工食品の蔓延の理由を説明する。

食事を決定する2つの要因――どの食品を選ぶか、それをどれだけ食べるか――がダブルパンチのように、この危機を駆り立てていた。

繊維が少なく脂肪と炭水化物が多い食品はおいしいから、選びがちになる。おまけにタンパク質をあまり含まないから、製造原価が低い。だから、低タンパク質・低繊維・低価格の三拍子揃った食品は、ついつい食べすぎてしまう。

かくして超加工食品が全面勝利を収めるというわけだ。

食べているのは「人類史上初」のものばかり

このように、人間にとって超加工食品は、果実がボルネオの天然林に棲むオランウータンのために果たしているのと同じ役割を担っている。

高エネルギー・低タンパク質・高脂肪・高炭水化物の超加工食品は、体重を増やすのにうってつけの食べ物なのだ。

だが重要な違いもある。

その1つとして、オランウータンには脂肪を貯蔵すべき理由がある。果実が少ない時期に、貯蔵脂肪は長いエネルギー欠乏期を生き延びる助けになる。

しかし工業化された食環境に暮らすほとんどの人間に、そういうことは起こらない。食料の欠乏期がなければ、脂肪を蓄積するメリットはない。それなのに、私たちは年中超加工食品を食べ続けている。

もう1つの違いとして、オランウータンは今食べている果実に数百万年かけて適応した。これに対し超加工食品は、人間が歴史を通じて食べてきたどんなものとも違っている。健康的な微量栄養素と食物繊維の比率が低く、人間が大量に――少量でさえ――食べることを想定されていない、数百種類もの化学物質が混ぜ込まれている。

そうした超加工食品が自然の食品に取って代わり、壊滅的な結果をもたらしているのだ。

これだけならまだしも、最後のとどめがある。

炭水化物を増やすことによって、タンパク質と繊維、微量栄養素を薄めてきたのは、工業加工だけではない。**炭水化物の含有量が増加しているのは、農業開始以来、1万年にわたって作物の栽培品種化がもたらし続けている影響の1つでもある**のだ。

「二酸化炭素」が増えて食べ物中のタンパク質が減った

そして最近、さらに憂慮すべき原因がもう1つ明らかになった。**産業活動の活発化による大気中の二酸化炭素濃度上昇が、栽培品種化と超加工食品とまったく同じ作用をおよぼし、主要な食用作物中の炭水化物を増やし、タンパク質と繊維、微量栄養素を減らしている**。

仕組みは単純だ。植物にとって二酸化炭素は、日光のエネルギーを使って糖とデンプンを合成するための原材料である。二酸化炭素が増えれば増えるほど、光合成が盛んになって糖とデンプンの合成が促され、その結果タンパク質、微量栄養素、繊維が薄まるのだ。

食品メーカーは、過食を引き起こすように故意に食品を設計していることを認めるだろうか？

いや、適量なら健康的な食事になる、おいしくて便利で安価な食品の提供に努めているだけだと言い張るだろう。つまり、そうした食品を食べすぎ、現在の苦境を招いた落ち度は、消費者自身にあるというのだ。

だが多くの事実が、そうではないことを指し示している。

11章のまとめ

1．肥満とその関連疾患の蔓延に関して、最も責任が重い食品分類は、「超加工食品」——高度に加工された材料と人工的な成分でつくられる工業製品——である。

2．超加工食品は、一般にタンパク質、食物繊維、微量栄養素が少なく、脂肪と不健康な炭水化物が多く、風味を高める物質が添加されている。これらはまさに私たちの動物研究から明らかになった、過食と不健康を招く条件である。

3．なぜ私たちは体が適応していない加工食品に飛びつくのだろう？

12章

金銭欲

人間に特有の欲

タンパク質欲は、世界的な肥満の蔓延を強力に推進する役割を担っている。しかし、タンパク質欲よりもさらに強力な欲、私たちの種に特有の欲がある。そしてすべての欲の中で、栄養の危機に対する責任が最も重いのは、この欲である。

それは**「利益」に対する欲**だ。

現代の環境において、私たちは産業や企業、供給ライン、投資、キャリア、生計までを、食品という商品に頼っている。だが食品はほかのどんな商品とも、重要な点で違っている。

数セントで「5ドルのシリアル」ができあがる

食品はどんな人にも必要だ。ほとんどの購入物とは違って――本を買うかどうか、車をもつか交通機関を使うか、賃貸にするか持ち家かなどは選べるのに対し――食べることに代わる選択肢はない。つまり食品産業は、誰もが必要とする商品を売るという、うらやましい位置づけにある。

それでも食品メーカーは、大きな経済的難問を抱えている。「どうやって市場を拡大していくか」だ。テレビや自動車、コンピュータのような商品なら、ことは単純だ。新規顧客を増やすか、既存顧客の購入数を増やすか、買い換えを促せばいい。食品はそうはいかない。どんな人もすでに食品を食べていて、食べられる量は限られている。食品産業を守り、利益と成長を維持し、株主を満足させ続けるには、違う戦略が必要になる。

1つの戦略は、販売する商品に価値を付加して、収益性を高めることだ。

安価な原材料を加工し、ほかの食材と混ぜ、さらに加工し、カラフルなパッケージに入れて、製造原価をはるかに上回る価格で販売する。

マイケル・ポーランはこれを端的に言い表している。**「数セント相当の穀物と砂糖が、定価5ドルの朝食用シリアルに変身する」**

これと同じくらい重要なのが、そうした収益性の高い食品によって競争相手に勝つことだ。このプロセスは市場シェアの拡大、食品業界では「胃袋のシェア拡大」と呼ばれ、食環境をかたちづくる強力な要因になっている。

かくして各社が競争で勝つためにますます大胆な戦略を取り、軍拡競争が生じる。武器の世界での軍拡競争は、世界をますます大きな危険にさらす。加工食品の世界では、競合製品を価格、利便性、魅力度で打ち負かすことが至上目標になる。だが行き着く先は同じ、危険な世界だ。

「化学物質」が旨みになる

ここまで、市場シェアをめぐる競争で用いられている戦略をいくつか見てきた。色や食感、風味、香り、品質保持期間、そのほかの特性を高めるために、化学物質のカクテルを添加し、安価な脂肪と炭水化物、塩を混ぜ込む。

高脂肪・高炭水化物は、とくに風味を薄める繊維が除去されていれば嗜好性を高め、そのうえ高価なタンパク質と置き換えることで製造原価を下げる効果がある。

もう1つの戦略は、製品のおいしさをきわめること、いわゆる「至福点」を達成することだ。

この好例として、数学者で実験心理学者のハワード・モスコウィッツは、食品業界に雇われて、原材料の配合を少しずつ変えた59種類ものドクターペッパーのサンプルをつくり、全米で3000回の試飲会を実施した。その結果をもとに、最もおいしいと感じられる配合を突き止めたという。ソフトドリンクだから、カギとなる成分は砂糖だった。

だがほかの食品はより複雑で、脂肪と糖、塩などの配合を考えなくてはならない。たとえば糖分と脂肪分の多い安価なポテトチップスなどの製品には、タンパク質のような旨みが感じられるように、合成香味料が加えられている。

こうした製品はすべて、競合製品に「価格」と「味」で勝つことを目指して設計されている。

世界の食市場は「9社」のもの

胃袋のシェアを拡大する確実な方法は、競合企業の買収だ。そのため食品会社の寡占化と巨大化が進んでいる。

市販の加工食品のブランドは無数にあるから、一見そうは思えないのだが、この多様性は表面的なもので、**加工食品のほぼすべてが9社の巨大多国籍企業によって製造されている**。そのうちの1社であるネスレは、2000を超えるブランドを擁する。

大企業は中小の競合企業に対し、圧倒的な強みをもつ。明らかな強みは顧客が多いことだが、それ以外にも規模の経済を活かして、製造コストを低く抑えることができる。

加工食品は収益性がきわめて高い。ネスレの年次報告書によれば、2017年度の売上高は870億ドルを超えていた。これは同じ年の世界128か国の経済活動（国内総生産、GDP）の合計を上回る規模だ！

この年のGDPがネスレの売上高を上回っていた国は、63か国しかなかった。また同年ネスレが報告した利益は、世界71か国のGDPの合計を上回る143億ドルだった。

このように、9大加工食品会社は莫大な売上を上げている。そしてこの莫大なキャッシュを使って、食環境に絶大な影響をおよぼし、私たちの食生活をよい方向にも悪い方向にも変える力を握っているのだ。

72億ドルを費やし「宣伝」している

巨大企業はこの力を行使する方法の1つとして、広告を通じて私たちの頭や財布、胃袋の中に手を伸ばしている。

ペプシコの2017年の年次報告書によると、この年に同社は24億ドルを広告に費やした。ちなみに同社最大の競合であるコカ・コーラの同年の広告費は、ビジネス情報サイトnotesmatic.comによれば39億6000万ドルだった。市場情報提供会社スタティスタは、ネスレの2017年の広告費を72億ドルと報告している。

比較のために数字を挙げると、2009年の1年間にアメリカの全政府機関が栄養研究に支出した総額は、約15億ドルだった。

9大食品企業のそれぞれが食生活に影響をおよぼすために投じている金額は、政府がその影響の結果を調べるために費やす金額をはるかに超えている。

「子ども時代」の食嗜好は一生ついてまわる

加工食品のマーケティングには、ここでは検討しきれないほど多くの巧妙で効果的な戦略が用いられている。

そのうちの2つを簡単に説明しよう。**「子ども向けのマーケティング」**と**「健康ハロー効果」**である。

食品会社にとって、子どもは金のなる木だ。なんといっても人数が多いうえ、意外なほど購買力が高い。

2015年にアメリカには11歳以下の子どもは5000万人いて、推定1兆2000億ドルという垂涎の購買力を行使した。この一部は子どもが直接出したお金だが、それ以外に親の購買決定に対する影響力も含まれる。

そしてこれはほんの序の口で、食品会社にとって最もおいしいことに、**子ども時代の食の嗜好は一生ついてまわり、そのまた子どもにも引き継がれる可能性がある。**今日の子どもたちの選択が、明日の国民の食生活を決めるとあって、あらゆる食品会社が子どもを取り込もうとしてしのぎを削っている。

食品会社が子ども向けマーケティングに莫大な金額を投じているのは、このためだ。その経路の1つが、テレビである。

テレビ広告が非常に効果が高い理由が、アメリカ心理学会の2004年の報告に記されている。幼児はCMと番組内容の区別がつかないため、糖分や塩分、脂肪たっぷりの商品を食べることと、自分が夢中になっているファンタジーの世界とを結びつけるようになる。

商品を子どもたちのファンタジーの世界に組み込む以上に宣伝効果の高い方法があ

るだろうか？

子どもは「マーケティング担当者」の格好の餌食

テレビの視聴が減り、ゲームやインターネット時間が増えるなか、食品会社はＣＭと娯楽コンテンツの境界線をますます大胆に踏み越えるようになっている。

いまやジャンクフードのマーケティング担当者は、商品を積極的にゲームに紛れ込ませ、食品はただファンタジーの世界に組み込まれるだけでなく、そうした世界の一端を担うようになっている。

食品そのものが娯楽経験の一部になり、食品を中心としてファンタジーの世界が回っている。これは最も狡猾な方法だ。子どもが製品の世界と関わる方法を思うままに操作し、ブランドに愛着や本物の友情さえ感じさせることができるのだから。

この「アドバーゲーム」（広告を取り入れたゲーム）と呼ばれる手法は、マーケティング担当者にとって夢のような方法だ。あるマーケティング専門家によれば、企業はアドバーゲームによって、ブランドを「人々がストレス解消や楽しみのためにやっていることと結びつけ、ブランドに愛着をもたせる」ことができるという。

そのような広告が、伝統的なマーケティング手法を上回る影響を、売上——と食生活——におよぼしているのは不思議ではない。


個々のアドバーゲームの成功を直接測るのは難しいが、一例としてオーストラリアのハンバーガーチェーン、ハングリージャックスの広告を担当した会社の広報担当者が、アドバーゲーム開始後2週間足らずで「ダウンロード回数100万以上を達成し、数百万ドルの増収に寄与する大成功を収めた」と述べている。つまり大量のハンバーガーにフライドポテト、シェイクが売れたということだ。

子どもがこの種の戦略にとくに引っかかりやすいのは、誘惑に対する衝動的反応を制御する脳の部位が、成人期早期まで完全には発達しないからだ。もちろん、大人も衝動的に反応することはあるが、それでも食物選択が長期的な健康におよぼす影響を——たとえ一瞬であっても——考えることが多い。

食品のマーケティング担当者はこれを承知のうえで、戦略を立てている。

「緑のラベル」は健康そうに見える

消費者を最も小馬鹿にした手法の1つが、「健康ハロー効果」〔ハローは後光の意〕である。

近年では肥満や栄養関連の病気の増加から、食品の選択に気を遣う人が増えている。食品産業――この問題の元凶をつくった産業――はこれを逆手にとって、**ありとあらゆるイメージや用語、宣伝文句を駆使して、加工食品と健康を結びつけることに余念がない**。

その結果、自分や子どものために適切な食品を選ぼうとする善意の消費者は、広告に釣られて有害な加工食品の摂取をかえって増やしてしまう。

マーケティング担当者はどうやってこれを行うのだろう?

食品パッケージの色使いのような、一見何でもない要素が一役買うこともある。ある研究で、赤または緑の栄養表示ラベルのついた、まったく同じチョコレートバーを見せられた被験者は、**緑のラベルのほうがより健康的だと判断した。**

製菓会社マース・インコーポレーテッドが、健康増進のための「1日の栄養摂取量ガイドライン」キャンペーンの一環として、パッケージの前面に緑色の栄養表示ラベルを貼ったのは、おそらく偶然ではない。緑を選んだのは「消費者が明らかにその色を好んだ」からだと、同社は説明する。

だがコーネル大学でコミュニケーションを研究するジョナサン・シュルトは、同社がこの色を選んだのは、消費者が緑のラベルのついたチョコレートバーをより健康的に感じるからだろうと推測している。

「フルーツグミ」「果糖」に自然を感じる

食品のパッケージには、健康を想起させるような言葉やイメージが使われることが多い。

オーストラリアの研究が、945種類の果糖飲料のラベルを分析し、健康を想起させるイメージが含まれているかどうかを調べた。こうした商品は糖分が高く栄養価が低いにもかかわらず、87%以上に健康を連想させる語句やイメージが使われていた。

ほとんどの飲料に、果物を表すイメージや言葉が使われ、天然、純粋、生、新鮮、本物といった、リアルな食品を連想させる言葉が使われていた。また栄養（「ノンコレステロール」「無糖」「滋養」）や、健康（「健やか」「ヘルシー」）をはっきりと謳うものもあった。

このような連想が食品の消費を促すことが、多くの研究によって示されている。たとえばある研究で、被験者はまったく同じ商品であるにもかかわらず**「キャンディグミ」より「フルーツグミ」を多く食べた。**別の研究では、**「砂糖入り」の表示よりも、「果糖入り」の表示のある朝食用シリアルのほうが、より健康的と見なされた。**

こうした言葉のゲームが、加工食品のマーケティングではまかり通っている。たとえば米のブランドに「コレステロールフリー」を謳うものがあるが、どんな米ももちろん、コレステロールを含まない。「99%無脂肪」というお菓子のラベルが、砂糖や合成物質がどっさり入っているという事実から注意をそらすのと同じだ。

また「ライト」という言葉は、色や風味、食感、脂肪分など、ほとんど何にでも使われる。「雑穀パン」は、多くの場合種や穀物が少量混ぜ込まれた精製小麦の白パンだというだけで、健康的なわけではない。

例を挙げればキリがない。

加工食品のメッセージについて唯一確実にいえることは、そうした表示の目的が情報を提供することではなく、誤情報を与えて消費者を操作することにあると、そう消費者に思われてもしかたがない。

企業は「証明されていない」から販売をやめない

それでも、政府の方針や法律は、健康的な食生活を送る助けになるのではないか？理屈のうえではそうだ。ほとんどの国は誇大広告を禁じる法律を定め、専門家の調査団を設置して最も正しく役に立つ情報を見きわめ、国民の食事のガイドラインを作成している。

だが現実にはこういった指針でさえ、食品産業の絶大な力を逃れることはできない。

この問題に関して、食品産業にはすばらしい指南役がいた。タバコ産業だ。

喫煙が肺がんを引き起こすことが明らかになり始めた1954年に、タバコ会社は結束して全米258都市の488の新聞に「アメリカの喫煙者への率直な訴え」と題した意見広告を掲載した。

この広告は喫煙者を安心させるためのもので、「こうした実験は、著名な医師たちによって実施されてはいますが、決定的とは見なされていません」「最近の医学研究では、肺がんの原因として様々な因子が挙げられています」「喫煙が原因の1つであることを示す証拠はありません」「私たちはタバコ製品が健康を害することはないと考えています」などと主張した。

また健康は「事業上のほかのどんな問題よりも重要です」と請け合い、健康を守るための措置を講じることを誓った。

だが「率直な訴え」は実のところ、科学的証拠に疑いを抱かせ、喫煙リスクに対する一般大衆の認識を操作することを意図した、広告会社による企てだったことが、その後の調査で判明している。

研究者のケリー・ブロウネルとケネス・ワーナーは、こう指摘する。「それは茶番だった。喫煙の破滅的な影響についてアメリカ人を欺こうとする、半世紀におよぶ組織的キャンペーンの第一歩だった」

これを皮切りに、研究を妨害し、政策を操作し、タバコが安全だという錯覚を一般大衆に植えつけるための欺瞞と策略が数十年も続いた。その戦略は綿密に計画された。元FDA長官デイヴィッド・ケスラーは、次のように語る。

「1950年代と60年代に考案されたタバコ産業の戦略は、弁護士によって台本に組み込まれた。タバコ会社の重役は、人前に出るときは台本を頭に叩き込み、そこからけっして逸脱しないよう指示された。台本は単純な前提に立っていた――喫煙ががんを引き起こすことは証明されていません。重役たちは何度も執拗にくり返した――証明されていません、証明されていません、証明されていません。わずかな疑いを差し挟み、論争を引き起こし、準備された計画からけっして逸脱しない。プランは単純で、図に当たった」

科学者は「資金提供元」寄りの論文を出す

証拠に異を唱え、疑問を投げかける戦略を取ったのは、タバコ産業だけではなかった。

2012年にアメリカ飲料協会はこう断言した。「加糖飲料が肥満を招いているわけではありません」（ロサンゼルスタイムズ、2012年9月21日）

同年、コカ・コーラの重役ケイティ・ベインは信じがたい発言をした。「甘味飲料と肥満を結びつける科学的証拠はありません」（USAトゥデイ、2012年6月8日）

歴史家のナオミ・オレスケスとエリック・コンウェイは、『疑念の商人（Merchants of Doubt）』（邦題は『世界を騙しつづける科学者たち』）という、内容そのままの題名の著書で、科学への不信をかき立てる活動それ自体が、1つの産業と化していると指摘する。

地球温暖化や農薬の害といった現代の人為的災害についても、科学的証拠に反論を唱える同様のキャンペーンが展開されている。そして多くのキャンペーンが、科学的結論をただ疑問視するだけでなく、積極的に操作しようとしているのだ。

この手法は今に始まったものではない。

タバコ会社の内部文書によれば、1954年にタバコ産業研究委員会は、砂糖研究財団の研究主任ロバート・ホケットから手紙を受け取った。ご興味をおもちいただけそうな巧妙な戦略を考案しましたと、ホケットは書いてきた。

彼が医科大学や病院、大学で組織してきた研究プロジェクトは、「これまで砂糖にかけられてきた容疑のほとんどを晴らす」ことに成功したというのだ。ホケットはタバコ産業団体に科学副部長として雇われた。

食品・飲料メーカーから直接助成を受けた科学論文は、独立的な研究に比べ、資金提供企業の経済的利益を支持する結論に到達する可能性が4倍から8倍高い。

私たちは目下、チャールズ・パーキンス・センターの研究仲間、リサ・ベロ教授の率いるチームと共同で、栄養研究に対する産業界の影響について調べているところだ。

政治家を操り、「ピザ」を「野菜」に変えた

企業にとって、自社製品と不健康を結びつける科学的証拠に疑問を投げかけることに、どんなメリットがあるのだろう？

明らかなメリットとして、消費者がほかの製品に乗り換えるのを防ぐことができる。肺がんや糖尿病、心臓病でむざむざ死にたい人はいない。

同じくらい大きなメリットとして、企業の商業的利益を妨げるような、有効な公衆衛生政策やプログラムの実現を、阻止し形骸化するという、企業にとっての大きな課題を推進するのに役立つ。

それを行う手段の1つが、政治的ロビイングだ。産業団体が政界経験者を代表に据え、意思決定者に接近し、食品関連政策で有利な計らいを得られるよう働きかける。

これを成功させるには、不利な科学的結論に疑問を差し挟んだり、有利な結論をでっちあげたりすることが欠かせない。加工食品メーカーは2015年に年間3200

万ドルをロビー活動に費やし、成果を挙げている。

このようにして金で勝ち取った政府の後援は、業界に魔法のような効果をもたらしている。たとえば、**ピザを野菜に変身させた例**がある。

事の発端はレーガン政権が1981年に、学校給食の予算を削減しつつも、給食が食事ガイドラインを満たしているように見せかけるために、ピクルスやケチャップのような薬味や調味料も野菜の推奨摂取量にカウントされるべきだと主張したことだった。だが2011年にオバマ政権下の農務省が、これを改める法案を議会に提出した。

危険を察したジャンクフード業界はすばやく反応し、560万ドルをロビー活動に投じた。最も支出額が多かった2社は、学校給食にフライドポテトとピザを納入する大規模な契約を得ていた会社である。

ロビイングは功を奏した。農務省がピザのトマトペーストやフライドポテトを1日の野菜の必要量に含めることを禁じる政策を実施できないようにする法案が、議会を通過した。

マスコミは、「議会がピザを野菜に分類した」と書き立てた。

国は「減らすべき食品名」を挙げられない

もう1つの魔法は、「バランスのよい食事」が、「人々の健康と、食品産業の商業利益のバランスを取る食事」を意味するようになったことだろう。

アメリカ農務省と保健福祉省は、5年ごとに食事と健康の相関性に関する科学研究のレビューを行う。有効だと立証された証拠をもとにして「食事ガイドライン」を更新し、バランスのよい健康的な食事を摂るための指針を国民に示している。

このガイドラインには当然、摂取を増やすべき食品と減らすべき食品に関する指針が含まれる。これだけ聞けば単純だが、実情は単純とはほど遠い。

もちろん、これは科学的に困難な取り組みだが、両省はアメリカ人が摂取を増やすべき食品と、減らすべき食品を特定する仕事を、おおむね立派に果たしている。当然ながら「増やすべき」食品には、最小限に加工された植物由来のホールフード、たとえば果物、野菜、豆、ナッツ、全粒穀物、それに植物油と魚などの健康的な脂肪源が含まれる。

ガイドラインはこれらの食品に関しては非常に明確である。たとえば最新のガイドライン（2015年―2020年版）に箇条書きで示された6点の「主な推奨事項」は、すべてこれらの食品に関する指針だ。


ただ問題は、肥満や関連疾患を予防するには、何かの摂取を増やすだけでは不十分だということだ。どんな食品を減らすべきなのかも知らなくてはならない。ところがガイドラインは、この点についてはひどく曖昧である。

たとえば2015年―2020年版のガイドラインの主な推奨事項の**「減らす」べき食品のセクションには、具体的な食品が1つも挙がっていない**。添加された糖、飽和脂肪、ナトリウム（塩）、アルコールなど、特定の栄養素が記されているだけだ。

これが悪いアドバイスだとはいわない。アメリカ人がこれらの摂取を減らせば、大きな健康効果が得られるのはまちがいない。

だが健康的な代替食品を摂る代わりに、どんな食品を減らすべきかが具体的に書かれていない以上、あまり役に立つアドバイスとはいえない。

ちなみに科学的研究では、この点に関して明確な結論が出ている。アメリカ人の食事で減らす必要がある食品は、高度に加工された工業食品と赤身肉、とくに加工肉などである。

「農務省」が国の健康を管理する矛盾

増やすべき食品に指針が偏っているのは、2015年―2020年版に限ったことではない。それは1980年の初版以来、「アメリカ人のための食事ガイドライン」に一貫して見られる特徴だ。

その理由は科学ではなく政治にあると、私たちは考えている。

アメリカ農務省はその名の示すとおり、本来は健康を推進するための機関ではない。主な役割はアメリカの農産業を監督すること、具体的には農村開発、特定の農産物の販売を促進するための農産品チェックオフ制度の監督、大規模単一栽培の収益性を確保するための補助金の運用などである。

こうした単一栽培作物の1つであるトウモロコシは、大規模な食肉工場にとっては餌となり、超加工食品産業にとっては原材料となる。

あるジャーナリストが指摘するように、アメリカのアグリビジネスを監督するのと同じ機関が、アメリカ人に何を食べるべきかを指図するのは、キツネに鶏小屋を見張らせるようなものだ。

そう考えると、なぜ増やすべき食品のガイドラインには具体的な食品が明記されているのに、減らすべき食品がどこにも書かれていないのかがはっきりわかる。**食べる量を「増やす」ことがアグリフードビジネスの商業利益に適うのに対し、「減らす」ことは利益にならないから**だ。

このことは、食品ピラミッドをめぐる騒動でも露呈した。

畜産業界の反対で「食品ピラミッド」が歪んだ

1980年代に、農務省の担当部署が、それまで栄養素をもとに示されていたガイドラインを、国民が何をどれだけ食べるべきかを示すわかりやすい図に移し替えるのが有益だろうと考えた。担当チームが選んだ形式は、「ピラミッド」だった。

消費者調査を行ったところ、ピラミッド形式は、「バランスの取れた食事をするためにはピラミッドの底部の食品群を最も多く食べ、上部の食品群を最も少なく食べればよい」というメッセージが、消費者に最もよく伝わる形だという結果が得られた。

ピラミッド内の各食品区分に、1日の推奨摂取量を文章で示すことにした。栄養専門家との広範な協議と、専門的会議での発表、省内での徹底した内部検証を含む、数年にもおよぶ作業を経て、1991年2月にピラミッドと関連報告書は印刷に回され、発行日は3月に決定した。

スタッフは間もなく発行されることを信じて疑わず、メディアに詳しい説明を行い、また30社の出版社に連絡して、ピラミッドが新しい教科書に掲載されるよう手配した。

ところがマリオン・ネスル教授が著書『フード・ポリティクス』の中で説明するように、このピラミッドが日の目を見ることはなかった。

3月の発行日が過ぎ、4月になってから、農務省はピラミッドの発行が中止になったと発表し、その理由として、低所得者の大人と学童についてさらに検証を行う必要が生じたためとした。

だがその後の調査によって、それが本当の理由ではなかったことが明らかになった――**ピラミッドが撤回されたのは、畜産業界が、肉と乳製品のシェアが少なすぎるうえに、減らすべき「脂肪、油、甘い菓子」の真下に書かれていることに抗議したからだった。**

畜産業界は、ピラミッドに代わる図形として、食品群がより平等に扱われるボウル形のデザインを希望した。

1年の歳月と、85万5000ドルをかけた追加の研究を経て、とうとう改訂版のピラミッドが発表された。だがそれは低所得者や学童とは何の関係もない点で、もとの版から変更されていた。肉と乳製品の1日に推奨されるサービング〔1食当たりの標準的な摂取量を表す単位〕の数が「2―3」から「少なくとも2―3」に変更されたうえ、太字で表示されていた。

「消費者」が悪者になる

このできごとが示すように、食品産業は食環境の性質と、その環境内で健康を保つための指針を変えてしまうほどの、強大な力をもっている。

このことは、加工食品産業とタバコ産業が、市場シェア拡大を目指す熾烈な競争で採用してきた、もう1つの戦略とも関係する。それは被害者に罪を着せること――製品がもたらした害の責任を消費者に転嫁することである。

タバコの副流煙ががんの原因になり得ることが判明してから、1996年にある女性がタバコ・食品会社RJRナビスコの会長チャールズ・ハーパーに対し、あなたは消費者に子どもや孫のいる前でタバコを吸ってほしいですかと、公の場で尋ねた。

ハーパー氏は「喫煙する権利を侵害するつもりはありませんが、吸わないように勧めるでしょう」とし、「子どもは煙たい部屋にいたくなければ……出ていきますよ」と答えた。女性が食い下がり、赤ちゃんは部屋を出ていくことはできないと指摘すると、ハーパーは「いつかハイハイができるようになるでしょう？　それから歩けるようになるわけですし」と言った。

同様に2002年、全米レストラン協会の当時の会長スティーヴン・アンダーソンは、肥満の蔓延に対するレストランの責任を問われ、こう答えた。「電気があるからといって、なにも感電死することはないでしょう」


もちろん、アンダーソンの言うことにも一理ある。

だが忘れてはならないのは、世界中で毎年食生活関連の病気で亡くなる1100万人の中に、死のうとして意図的に過食した人など1人もいないということだ。

そしてもう一点、電気の安全な使用法は、規則や指針によって厳しく規制され、またその使用法は電気製品のメーカーではなく独立的な専門家によって、一般人を想定して定められている。

科学者が考える自分を守る「最強の方法」

そんなわけで、ブータンの山地や熱帯の楽園リフー島のスーパーの棚に超加工食品が入り込もうとしていることを、なぜ私たちがこれほど危惧しているのかをわかってもらえただろう。

加工食品メーカーは、市場シェア拡大への飽くなき欲求を満たすことができる莫大な力をもち、その力をうらやましいほど効果的に行使してきた。いまやアメリカ人の食事の57%を超加工食品が占め、国民の半数がそれより多くを食べ、5人に1人が食事の81%を超加工食品に頼っている。

このすべてがどこに向かっているかは、火を見るより明らかだ――**病気の増加と、さらに深刻な事態、そして利益の増加**である。


私たち一人ひとりは、いったいどうすればよいのだろう？　本書は、この事態に対処するための最強の手段を読者のみなさんに身につけてもらうことを目指している。その手段とは、**「自覚」**である。

超加工食品がなぜこれほど魅力的なのか、魅力的なメッセージの裏に何が隠されているのか、健康にどのような影響をおよぼしているのかを自覚すれば、自分で食事をコントロールしやすくなる。最終章ではさらに一歩踏み込んで、現代の危険に満ちた食環境を安全に進むための、実践的なアドバイスを示そう。

その前に、私たちの謎の最後の手がかりである「悪循環」を説明するために、いったん生物学に戻るとしよう。

12章のまとめ

1. 巨大多国籍食品企業は、収益性の高い超加工食品を大量に販売し、消費を促すための巧妙な戦略を、一般大衆の健康に与える影響などおかまいなしで考案してきた。

2. たとえば、子どもなどに対する積極的なマーケティング、健康効果をほのめかしたり健康リスクを隠蔽したりする紛らわしい表示などが、その戦略である。

3. 食品産業はタバコ産業が生み出した戦略を採用している。製品の危険性に関する科学的証拠を歪曲し、政府の政策や、食事ガイドラインなどの公衆衛生上の助言などに影響力を行使してきた。

4. こうした強力な影響をはねのけるには、どうしたらいいだろう?

13章

肥満
「胎児」のときに運命が決まっているかも

ここまでの数章で、現代の食環境における超加工食品・飲料の氾濫が、タンパク質濃度の全般的な低下を招いていることを説明した。

食物繊維が取り除かれ、タンパク質は高カロリーの安価な脂肪と炭水化物によって置き換えられている。その結果、私たちはタンパク質に対する強力な食欲にとらわれ、必要以上のカロリーを摂取するよう仕向けられている。

タンパク質欲は、太古の食環境で栄養の最適化を図る指針になるよう進化したが、いまでは私たちの足を引っ張るようになっている。

これだけでも十分ひどい状況だ。だがこの残念な物語には最後にもう1つひねりがあり、それが状況をさらに悪化させている。

「BMIの上昇」に歯止めがかからない

世界的な肥満の広がりには、どうも腑に落ちない点があった。

もし肥満の蔓延が、超加工食品・飲料のせいでカロリーを過剰摂取させられているせいだけなら、人々の体重はいったん増えたあと、横ばいになるはずだ。なぜなら体が大きくなればその分必要な燃料も増える――1キロ増えるごとに24カロリー増える――ため、体重が重い人ほど多くのカロリーを燃焼するからだ。

ところが体重増加と肥満には、鈍化や頭打ちの兆しが見られない。過去50年にわたり、人々は体重がどれだけ増えようともつねに必要以上に食べ、そのせいでどんどん体重を増やしてきた。

ウエストが太くなり、BMIが上昇しているのに、私たちは何かに駆り立てられて、どんな体重のときも必要以上のカロリーを摂取させられている。

その「何か」がタンパク質だということはわかっている。体が大きくなると、必要なカロリーが増えるだけではない。タンパク質の必要量も増えるのだ。

これを理解してもらうために、**「タンパク質代謝回転」**と呼ばれるものの科学をひもといてみよう。

ここまで見てきたように、どんな生物もタンパク質の必要量である摂取ターゲットをもっている。この必要量は2つの要因によって決まる。

1つが、筋肉の成長や組織の維持、そのほかの体機能に必要な、アミノ酸の需要。もう1つが、体がタンパク質を分解し、喪失する速度である。ちょうど水漏れしているバスタブにお湯をためるようなもので、水栓から漏れるタンパク質が多ければ多いほど、バスタブを目標水位まで満たすために、摂取量を増やさなくてはならなくなる。

タンパク質が失われる主な経路は2つある。

1つは、体が筋肉組織を分解して、アミノ酸を血流に放出するとき。もう1つは、肝臓が筋肉分解によって放出されたアミノ酸を――腸内で消化された食物から血流に吸収されるアミノ酸とともに――利用して、新しい体タンパク質をつくり出すのではなく、エネルギー源であるグルコースをつくるときだ。

そう聞くとなにやら恐ろしいことが起こっているように思えるが、実際そうである。一般にこれが起こるのは、飢餓状態のときだけだ。なぜならタンパク質は、体の主な燃料貯蔵庫である脂肪組織には蓄えられず、筋肉などの除脂肪組織にしか貯蔵されないからだ。

除脂肪組織を燃料として使うのは、最後の手段だ。家を暖めるために家具を燃やすのと同じで、薪がすっかりなくなり凍死寸前のときにしかやらない。

インスリンは「筋タンパク質分解」を抑えるホルモン

ご想像のとおり、私たちの体には、絶対に必要でない限り家具を燃やさずにとっておこうとするメカニズムがある。

インスリンというホルモンは、家具を燃やす必要がないことを伝えるシグナルだ。

インスリンは筋肉中のタンパク質分解を抑え、肝臓がグルコースを産生するためにアミノ酸を消費するのを阻止する。

これはとてもよくできた仕組みである。なぜならインスリンは食後の血糖値上昇に反応して、膵臓から血流に放出されるからだ。インスリンが放出されると、体は食事によって燃やすべきグルコースが取り込まれたことを知り、タンパク質とアミノ酸を分解する必要がないことを理解する。

だがそれよりさらに巧妙な仕組みが、大変な状態を引き起こすことがある。摂取カロリーが慢性的に過剰で、体重が増加の一途をたどると、組織のインスリンへの反応が徐々に鈍くなり――インスリン抵抗性が生じ――インスリンのシグナルを無視するようになる。

その結果、膵臓は同じ効果を得るためにますます多くのインスリンを分泌しなくてはならなくなる。これが2型糖尿病の始まりだ。

だがそれが始まる前でさえ、すでに厄介なことが起こっている。

タンパク質が少ないと「カロリー」が余計に必要になる

筋肉のインスリンに対する反応が悪くなると、筋肉はタンパク質分解によってより多くのアミノ酸を放出するようになり、それとともに肝臓ではアミノ酸からのグルコース産生が促される。

したがって分解されているタンパク質を再構築するために、より多くのタンパク質を摂取する必要が生じる。バスタブのたとえに戻ると、水が漏れやすくなったのだ。

この結果は、今日すでに見ることができる。**身体サイズの増加とインスリン抵抗性の増大に伴い、タンパク質ターゲットがじわじわ上昇するなか、タンパク質欲がカロリー摂取の持続的な増加を促し、そのせいでBMIは一貫して上昇を続けている。**

次の表を見てほしい。これはタンパク質ターゲットによって、カロリーの必要摂取量がどう変わるかをシミュレーションしたものだ。1日当たりのタンパク質ターゲッ

タンパク質の摂取ターゲット（1日当たりグラム数）	食事のタンパク質比率とカロリーの必要摂取量					
	10%	12%	15%	17%	20%	25%
55	2200	1833	1467	1294	1100	880
60	2400	2000	1600	1412	1200	960
65	2600	2167	1733	1529	1300	1040
70	2800	2333	1867	1647	1400	1120
75	3000	2500	2000	1765	1500	1200
80	3200	2667	2133	1882	1600	1280
85	3400	2833	2267	2000	1700	1360
90	3600	3000	2400	2118	1800	1440
95	3800	3167	2533	2235	1900	1520
100	4000	3333	2667	2353	2000	1600

トは55ｇから100ｇまで、45ｇの幅がある。エネルギーに換算すると、180kcalの差だ。

このわずかに増えたタンパク質ターゲットを達成するために、**タンパク質比率15％の食事では、1200kcalも余分に摂取する必要がある！** タンパク質摂取量のわずかな変化が、エネルギー摂取量の大きな違いを生むのである。

この効果は、低タンパク質食ではさらに増幅される。たとえば55ｇから100ｇに増加したタンパク質ターゲットを、タンパク質比率12％の食事で摂取する場合、エネルギー摂取量は1833kcalから3333kcalへと、1500kcalも増えるのだ。

生まれて死ぬまで「全部」影響する

なぜタンパク質ターゲットの上昇と、現代の食事に見られるタンパク質比率の低下が組み合わさると、世界中の人々のウエストサイズにひどい影響がおよぶのかをおわかりいただけただろう。

タンパク質の必要量が変化する原因は、インスリン抵抗性だけではない。**誕生から老齢まで年齢とともに変化するし、ライフスタイルやそのほかの要因によっても変わる。**

ヒトのタンパク質ターゲットの変化を測定し、それが健康にどれほどの影響をおよぼしているかを評価することができないだろうか？　私たちはまさに今、研究仲間の小児科医と栄養学者の協力を得て、それを行ったところだ。

2010年9月のこと、スティーヴはオーストラリアのパースで開かれた小児内分泌会議で講演を行った。その直後に、講演を聴いた2人の研究者に共同研究の可能性を打診された。

ニューカッスル大学のロジャー・スミス教授は、私たちの粘菌の研究に興味をもち、妊娠中の胎盤の発達に関する彼の研究に生かせる教訓があるのではないかと考えた。彼はまた、妊娠中の女性と新生児に関する研究結果を分析するうえで、栄養幾何学を利用できるかどうかを知りたがった。

低タンパク質食の母から「内臓脂肪の多い赤ん坊」が生まれる

もう1人の聴衆、メルボルンの小児科医マット・サビンも、同じくらい刺激的な機会をもちかけてくれた。子どもと青少年から収集した食事データがあるので、これらの集団の肥満をタンパク質レバレッジで説明できるかどうかを一緒に調べてほしいという。

まずロジャーの紹介で、私たちは博士課程学生のミシェル・ブラムフィールドと、その指導教官でニューカッスル大学の栄養学者クレア・コリンズ教授に会った。2人は妊娠中の女性１７９人が参加した、ＷＡＴＣＨ（女性と子どもの健康）研究を実施していた。

研究チームは妊娠中の女性の食事と健康状態、新生児の身体組成を記録しており、また子どもが４歳に達した時点で健康状態を追跡調査する計画だった。


私たちは２つの質問から始めた。母親にタンパク質レバレッジの証拠は見られるだろうか？　また、母親の食事は赤ちゃんの身体組成にどのような影響を与えるのか？

母親の総エネルギー摂取量（とＢＭＩ）は、食事のタンパク質比率が低いほど増加した――タンパク質レバレッジの予測どおりだ。

またこの傾向がとくに顕著だったのは、食事のタンパク質比率が16％未満、脂肪比率が40％以上のときだった。

赤ちゃんの身体組成を母親の食事上にマッピングしてみると、２つのパターンが明らかになった。

第一に、**食事のタンパク質比率が16％未満の母親から生まれた赤ちゃんは、タンパク質比率がより高い食事をしていた母親の子どもに比べ、内臓（腹部）脂肪の量が非**

常に多かった。

第二に、赤ちゃんのぽっちゃりした皮下脂肪のレベル（腿で測定）は、母親の食事のタンパク質比率が18％から20％の狭い範囲内にあるとき、最も高かった。タンパク質比率が20％を超えると、赤ちゃんはやせた状態で生まれ――これは必ずしもよいことではない――逆にタンパク質比率が18％未満になると、赤ちゃんは皮下脂肪より内臓脂肪を増やし始めた。

「高血圧」の子どもになる

ぽっちゃり赤ちゃんの皮下脂肪、とくに腕と脚の脂肪は、健康的な人間の乳児の特徴だ。だが内臓脂肪の多さは警鐘を鳴らした。子どもたちの4歳時の追跡調査で、警鐘はさらに大きくなった。

妊娠中に低タンパク質食を摂っていた女性の子どもに、血圧上昇の徴候が見られたのだ。

これらのデータが発していたメッセージは明らかだった。

妊娠中の女性は、自分自身と赤ちゃんの健康のために、タンパク質比率が18％から20％で、健康的な脂肪と炭水化物を組み合わせた食事を摂ることが望ましい。

重要なことに、タンパク質比率が18％から20％で、低脂肪（30％）・高炭水化物（50％）の食事を摂っていた女性が、微量栄養素の摂取が最も多かった。

おそらく、主要栄養素がこの比率で含まれる食事を摂るためには、植物性と動物性の多様な食品を食べる必要があり、そのような食事にはビタミンとミネラルが健康的な比率で含まれるからだろう。

乳児は「最もタンパク質比率が低い食事」がベスト

新生児は、食事に関して自分で選択できることはほとんどない。母乳で育てられる場合は、炭水化物比率55％（主に乳糖）、脂肪比率38％の低タンパク質（約7％）食を与えられる。

これは人間が飢饉でもない限りけっして食べない、タンパク質比率が最も低い食事だが、離乳までの乳児にとっては紛れもなく最適な食事組成である。

これはすべての霊長類に共通することだが、その理由が興味深い。霊長類は大きな脳をもち、複雑な社会生活を送るから、大人として知る必要があるすべてのことを学ぶために、長い幼少期を必要とする。低タンパク質の母乳は成長を遅らせることで、これを可能にしているのだ。

また、母乳が最適な理由はもう1つある。**市販の乳児用調合乳で育った人間の赤ちゃんは、母乳で育った赤ちゃんに比べ、その後の人生で肥満になりやすい**ことが研究で示されている。市販の調合乳の多くは、母乳よりもタンパク質含有量が多い。新生児に高タンパク質（通常の7％よりも高い11％）の調合乳を与えた実験でも、同じ結果が得られた。

これらの赤ちゃんは生後1年間と、学童期と青少年期を通して、肥満になるリスクがはるかに高かった。この理由から、調合乳の主要メーカーは現在タンパク質の比率がより低い配合を開発している。

赤ちゃんから高タンパク質食だと「欲」が強まる

しかし、なぜ高タンパク質食が、赤ちゃんがその後の人生で肥満になるリスクを高めるのだろう？

これは「低タンパク質の超加工食品が肥満に関係している」という、私たちのこれまでの発見の正反対ではないのか？

正確な答えはわかっていないが、**タンパク質比率が不自然に高い食事を生後まもなく与えられると、乳児のタンパク質ターゲットが本来あるべき水準よりも高くなるからではないか**と、私たちは考えている。

そしてタンパク質ターゲットが高すぎる水準に設定されると、やがてタンパク質ターゲットを達成するために、欧米型の低タンパク質食ではより多くのカロリーを摂取しなければならなくなる。

これはもちろん、子どもが大人と同様の強力なタンパク質レバレッジを示すと仮定した場合である。

前述のマット・サビンとクリストファー・セイナーらマードック小児研究所のチームは、COBRA（オーストラリア小児期過体重バイオレポジトリ）研究に登録された子どもと青少年のデータを、すでに収集していた。

私たちは研究結果の分析を手伝い、必然的な結論を得た。小児期の肥満度は、タンパク質摂取量と総カロリー摂取量との関係と明らかに関連していた。

つまり大人に見られたのと同様、食事中のタンパク質比率が下がるとともに、摂取カロリーが増加し、BMIが上昇した。**子どもと青少年も大人と同様、タンパク質レバレッジを示す**ことが明らかになったのだ。

食べたものが「精子」「卵子」に発現する

それだけではない。子どもとティーンエイジャーは、成長し活動するために、十分なタンパク質と多くのエネルギーを必要とする。

親なら誰でも知っているように、子どもの底なしにも思える食欲を満たし続けるのは大変だ。だがパソコンや画面の前で過ごす時間が長くなり、低タンパク質・高カロリーの超加工食品・飲料を摂る量が増えていることが、彼らの健康に悪影響をおよぼしている。

そして乳児期にタンパク質ターゲットが高く設定されすぎると、さらにひどいことになる。

成人になると、それまでの生活の痕跡がまだ残っているうえに、新しい重荷が加わる。

世界中で、20歳から30歳までの10年間は、体重増加が最も顕著な時期になりつつある。家を出て自立し、キャリアを積み、新しい人間関係を築きながら、健康的な食事と、活動的なライフスタイル、規則正しい睡眠パターンを維持するのは、並大抵のことではない。

青年期を過ぎてエネルギーの燃焼量が減ると、タンパク質ターゲットは変わらないまま、脂肪・炭水化物由来のカロリーの必要量が減少する。そのため、必要以上に食べ、肥満になりやすい状況が生まれる。

さらに、肥満が若い男女の健康におよぼす影響は、発達中の胎児の遺伝子発現を変化させることによって、世代を超えて伝わることさえある。

どんな人にも、いわゆるエピジェネティック（後天的）な標識を通じて、両親や、ときには祖父母のライフスタイルの痕跡が残されている。

母親の卵子がこうした痕跡を赤ちゃんの生物学的機構に伝えることはよく知られているが、**精子さえもが父親の食生活を反映した分子メッセージを受精卵に伝え、まだ生まれていない子の出生以降の健康の軌跡を決める**ことが、近年少しずつ明らかになってきた。

ずっと同じ「タンパク質比率」ではいけない

妊娠中は、成長する胎児の要求を満たすために、母親のタンパク質ターゲットが必然的に上昇する時期だ。

妊娠中後期には、タンパク質摂取量を1日当たり20g（約3分の1）増やすことが推奨されている。エネルギーの必要量も約350kcal（約5分の1）増える。増えた必要量を満たすには、炭水化物と脂肪を取りすぎないよう注意しながら、食事のタンパク質比率を少々——だが過剰にはならないよう注意して——高める必要がある。

その後40歳から65歳くらいまでの中年期には、タンパク質が少なめ（10％から15％）で、炭水化物（ただし健康的な炭水化物）が多めの、健康的な脂肪をほどほどに含む食事を摂れば、健康を促し、老化のプロセスを遅らせることができる。

健康的な炭水化物がなぜ重要かといえば、食物繊維の摂取を増やし、胃排出を遅らせて満腹感を高め、腸内微生物に餌を与えて腸を健康に保つことができるからだ。

具体的には、適量の赤身肉、鶏肉、卵、魚、乳製品、ナッツと、多量の野菜、果物、豆、穀物、そして少量の良質な脂肪（オリーブオイルなど）からなる食事である。

だがその後、65歳以降の老年になれば、もう一度タンパク質を——中年時代よりも——多めに食事に含める必要が生じる。

それは、体がタンパク質を効率的に保持できなくなるからである。歳をとると「水漏れ」がひどくなるのだ。

この年代になると、除脂肪組織のタンパク質が分解され、肝臓でグルコースに変換されやすくなる。高齢者の筋肉量が減少するのは、このせいでもある。タンパク質比率を18%から20%に高めれば、必要な増分を補いやすくなるが、その分カロリーの摂りすぎには注意しなくてはならない。

興味深いことに、これとまったく同じパターンが8章のマウスに見られた。研究仲間のアラステア・シニアは、中年期に高タンパク質／低炭水化物食を与えられたマウスは死亡リスクが最も高いが、**超高齢ではタンパク質の摂取量が多いほど死亡リスクが低い**ことを示した。

地球上で加工食品の影響を受けやすい人々

ここまで、タンパク質ターゲットがゆりかごから墓場まで変化し続けること、またタンパク質ターゲットが幼少期や出生前に設定される可能性があることを見てきた。

なぜこのことを取り上げたかといえば、もし「高すぎるタンパク質ターゲットが肥満を招く」という私たちの考えが正しいのなら、まだ理解されていない、非常に重要なことへの説明がつくかもしれないからだ。

たとえばアメリカ先住民や、オーストラリアのアボリジナルとトレス海峡諸島民、ニュージーランドのマオリなどの先住民族が、なぜ加工食品の食事でとくに肥満になりやすいのかも、謎の1つである。

このパターンがとくに顕著なのが、北極圏に暮らすイヌイットだ。イヌイットはすべての民族集団の中で、典型的な欧米型の食生活にさらされた場合に肥満になる確率がとくに高い。そしてイヌイットは伝統的に、近年のどんな集団よりもタンパク質比率の高い（30%を超える）食事をしてきた。

私たちがけっして逃れられない真実がある。

タンパク質ターゲットが高ければ、それを達成するためにたくさん食べなくてはならない。食事の脂肪と炭水化物の比率が高く、タンパク質の比率が低ければ、ターゲットを達成するためにエネルギーを余分に摂取することになる。

摂取した余剰カロリーを燃焼しなければ、体重が増え、インスリン抵抗性になる恐れがある。いったんそうなってしまうと、タンパク質欲が引き起こす悪循環にとらわれ、肥満を促す現代の食環境でますます体重が増えていく。

どうすればこの悪循環を抜け出せるだろう？

13章のまとめ

1．タンパク質とエネルギーの必要量は、ライフスタイルによって、また誕生から老齢まで生涯を通して変化し続ける。タンパク質ターゲットは、出生より前に、親のライフスタイルによって設定されることもある。

2．タンパク質ターゲットが高いほど、それを達成するために多くの食べ物を食べなくてはならない。食物繊維が少なくエネルギーが高い食事の場合、タンパク質ターゲットを達成するために余分なカロリーを摂取しなくてはならない。この結果、体重増加とインスリン抵抗性（糖尿病前症）のリスクが高まる。

3．インスリン抵抗性は体内のタンパク質が減少する速度を高めるため、タンパク質ターゲットはさらに上昇し、過食と持続的な体重増加、2型糖尿病や心臓病、そのほかの健康問題を助長する悪循環が生じる。

4．この悪循環を抜け出すにはどうしたらいいだろう？

14章

教訓

「正しい知識」で食べる

「何事もできるかぎり単純にしなくてはならない」とアルベルト・アインシュタインは説いた。「だが必要以上に単純にしてはならない」。これこそが、私たちが栄養を理解するためのあらゆる取り組みで取ってきたアプローチである。

私たちの科学的探究の第一歩、バッタの摂食に関する研究は、動物にはすべての食物摂取を駆り立てる単一の食欲があるという、多くの人がもつ単純化されすぎた考えに異を唱え、現実がそれより複雑であることを明らかにした。

そしてその複雑さをできるだけわかりやすく示すために、動物がなぜ、どのように食べるのかを理解するための方法である「栄養幾何学」という新しい概念を生み出した。

だが幾何学が食べることといったいどんな関係があるのだろう？

この概念を用いることによって、バッタの各栄養素に対する食欲の間の相互関係を調べ、視覚化することができた。最終的に、すべての食欲の中でタンパク質欲が最も強力な、だが唯一ではない影響を摂食におよぼしていることを明らかにした。バッタは健全な発達に適した、少なすぎず、多すぎない量のタンパク質を得るために、全力を尽くしていることがわかった。

この気づきが、本書の重要な洞察の1つであり、またそれ以降の私たちの研究を方向づけた。すなわち、ほとんどの動物がもつ強力なタンパク質欲が、脂肪や炭水化物などのほかの栄養素の過剰または過少摂食を引き起こし得る、という発見である。**タンパク質欲が満たされなければ、動物はそのまま食べ続ける。いったん十分なタンパク質が得られれば、摂食を促していた食欲は止まる。**

これが、栄養をできる限り単純にした——だが必要以上に単純化していない——説明である。

「体によくないもの」を食べすぎている

そして私たちは、最大の難問に取り組んだ。この説明は、最も複雑な種である人間の栄養が、なぜこれほど誤った方向に進んでしまったのかを理解する助けになるだろうか？　小さなプラスチック箱に入れられたバッタに当てはまる法則は、食べるものや量に関して無限の選択肢のある人間にも当てはまるだろうか？

答えは、イエス。私たちは山地から島へ、砂漠から都市へと旅し、粘菌からサル、バッタ、大学生までの種を研究した。

人間の栄養は、ほかの生物の栄養よりも複雑なわけではない。**人間もほかの生物と同じようにタンパク質に対する強い食欲をもち、その食欲によって、何をどれだけ食べるかを決定されているのだ。**

だが食環境が劇変し、とくにホールフード中心の伝統的な食事が超加工食品に置き換わったせいで、食事のバランスが崩れ、体によくないものを食べすぎるようになった。肥満と糖尿病、心臓病が蔓延する現在の世界的な健康危機は、こうした食料供給の変化が直接もたらした産物である。

ではあなたにとって、私たちの研究はどんな意味があるだろう？　読者のみなさんが私たちの学んだ教訓を指針にして、健康的で賢明な食事を選んでくれることを願っている。

その参考になるように、以下に本書の重要なポイントをまとめる。

続いて、この教訓を実際に生かす方法を、例を見ながら説明していこう。

「タンパク質欲」は普遍的な欲求

1. タンパク質に対する特別な渇望は、動物に普遍的な欲求だ。タンパク質欲は、あらゆる動物が栄養素の摂取ターゲットを達成する助けになるよう進化した。動物はタンパク質が必要になると、その風味を渇望する。ヒトはタンパク質が不足すると、あの食欲をそそる旨みにたまらなく引きつけられる。

2. タンパク質欲は、ほかのいくつかの食欲——主に炭水化物、脂肪、ナトリウム、カルシウムに対する食欲——と協力して、健康的でバランスの取れた食餌を摂るよう動物を誘導する。

3. この誘導システムは、自然の食環境の中で進化した。この環境では、食べ物に含まれるすべての栄養素の間に、確かな相関関係が存在した——これらたった5つの栄養素の摂取を調整するだけで、おのずとそのほかの数十の有益な物質を含む、バランスの取れた食餌を摂ることができた。

4. だが自然にあっても、特定の食べ物が不足してバランスの取れた食餌が摂れなくなることがある。そういう状況になると、食欲は協力するのをやめて、競争する。

5. ヒトをはじめとする様々な種では、競争に勝つのはタンパク質だ。その結果、タンパク質欲が、全体的な摂食パターンを決めるようになる。

6. 食環境にタンパク質が不足していれば、私たちはタンパク質欲が満たされるまで食べ続ける。他方食事のタンパク質比率が、体が必要とするよりも高ければ、タンパク質欲は早めに——総摂取カロリーが少ないうちに——満たされる。

7. だからといって、タンパク質が多ければ多いほどよいというわけではまったくない。イースト細胞からハエ、マウス、サルまでの生物は、タンパク質を過剰摂取しないよう進化した。それにはいくつか理由があるが、主な理由は、タンパク質を摂りすぎると、老化を早め寿命を縮める生物学的プロセスが作動するからである。

8. 私たちは、食システムの工業化によって、栄養バランスを図る能力を著しく阻害されている。人間は食環境に次のような影響をおよぼしてきた。

・低タンパク質の加工食品に、糖、脂肪、塩、化学物質を添加して、不自然においしくした。

・安価な超加工脂肪と炭水化物を大量に投入して、食料供給におけるタンパク質の存在を希釈した。

・満腹感を高め腸内微生物の餌になる、食物繊維の摂取を減らすことによって、食欲システムのブレーキを解除した。

・子どもを含む消費者に超加工食品を積極的に売り込むことで、世界の食文化を変容させ、超加工食品を定着させた。

・食肉タンパク質への世界的な需要を満たすために、食肉生産を持続不可能な方法で増やし、環境に負荷を与えた。
・環境中の二酸化炭素濃度を高めることで、主要食用作物のタンパク質含有量を減少させた。

ここに挙げた点は、正直言って、とても危険な徴候だ。

これらはとりもなおさず、人間が栄養に関わるみずからの生物学的機構と相容れない食環境を生み出したことを示しているからだ。

だが希望の光はある。こうして十分な知識を手に入れたからには、生物学的な仕組みと敵対するのではなく協力して、問題を解決し始めることができる。

メアリーから話を始めよう。

摂るべきタンパク質が毎日「2％」低いと招く事態
——メアリーの場合

メアリーは45歳、10代の子どもが2人いる。身体活動レベルは中程度で、仕事と家事、家庭を両立させるためにかけずり回っているほか、1年前にジムに入会して、毎週頑張ってレッスンを受けている。

体重増加が悩みの種で、ＢＭＩをなんとか25程度に保とうと苦心している。25を超えると、医療専門家によって、オーストラリアの大人の3人に2人と同じ、過体重に分類されてしまう。

メアリーは１６０㎝64㎏だから、現在のＢＭＩはぴったり25だ［ＢＭＩ＝体重（kg）÷身長（m）の2乗で算出］。

メアリーのタンパク質の摂取ターゲットはどれだけだろう？

これを推定する方法はいろいろあるが、簡単な方法を使ってみよう。

45歳という年齢から、メアリーにとっては総エネルギーの約15％をタンパク質から摂る食事が健康的だとわかっている。

1日に必要なカロリーは、「ハリス・ベネディクト法」と呼ばれる計算式を使えば、そこそこ正確に推定することができる。

これは基礎代謝率を算出する式だ。ネットには、体重と身長、性別、年齢、活動レベルから必要量を計算してくれるオンライン計算機がたくさんある。数字を打ち込むだけで、あなたのエネルギーの必要量、つまり日常の活動を支え、体重を維持するために毎日摂取する必要のあるカロリー数を推定してくれる。

この計算式によれば、メアリーが1日に必要とするエネルギーは1880kcal。毎日これだけのエネルギーを摂取していれば、体重は増えも減りもしない。

1880kcalの15％（タンパク質から摂取すべき割合）は、282kcalになる。タンパク質は1g当たり4kcalのエネルギーを含むから、1日の間に70・5gのタンパク質を摂ればよい。

■どんなに忙しくても「タンパク質欲」は消えない

70・5gのタンパク質は、具体的にどういうものだろう？　次に挙げる例の一つひとつがそうだ。

・320gの調理ずみの赤身肉／魚
・680gのプレーンヨーグルト／カッテージチーズ
・2100㎖の生乳
・10個の卵
・850gの調理ずみのインゲン豆／レンズ豆／ひよこ豆
・370gのナッツ
・1400gのドーナツ／フライドポテト

もちろん、これらの食品にはタンパク質以外にも、炭水化物や脂肪、微量栄養素、食物繊維の組み合わせが含まれる。同じ70・5gのタンパク質を摂取するのでも、魚（580kcal）から摂るのと、ドーナツやフライドポテト（5500kcal！）から摂るのとでは、摂取カロリーが大きく違ってくる。

メアリーは1日のうちに70・5gのタンパク質を摂りながら、総カロリーを1880kcal以内に抑える必要がある。

ここ数か月は何かと大変で、メアリーの食生活は少し乱れている。週に1、2回は、夕食をテイクアウトに頼っている。夫は出張中で、子どもの放課後のお迎えや食料品の買い出し、家事を手伝ってくれる人は誰もいない。仕事でも大変なことが重なり、毎日大渋滞の中を街の向こう側の新しい取引先まで車で向かう。やっと帰宅すると、1日の疲れがどっと押し寄せてきて、もう料理をするどころではない。どっちにしろ、冷蔵庫に生鮮食料品なんてありはしない。5日もスーパーに行けてないのだ。

ピザの箱をようやく片づけ、子どもたちに明日の学校の支度をさせ、明日の会議の資料を読み終えると、メアリーはテレビの前にどかっとすわり込み、ワインを味わいながらポテトチップスの袋を開ける。

その場しのぎで食事と家庭をなんとか切り回しているなかにあっても、メアリーは太古からの強力なタンパク質欲に駆り立てられて、毎日70・5gのタンパク質を摂り続けている。だが余分な脂肪と炭水化物のせいで食事のタンパク質比率は少々薄まり、15%から13%に低下してしまった。

■2年後には体重12キロ増

2%なんて、大した違いに思えないって？　では計算してみよう。タンパク質比率が15%の食事でメアリーが1日に摂取するカロリーは1880kcalで、今の体重を維持するのに必要なエネルギー量と一致している。新しい、タンパク質比率13%の食事では、同じタンパク質の摂取ターゲットを達成するために2170kcal、つまり今の体重を保つのに必要な量より290kcal多く摂取することになる。

この数字を具体的な食品に置き換えてみよう。

290kcalは、加糖飲料2缶分／チョコレートバー1本分／ポテトチップス1袋分に相当する。これも大した量に思えないかもしれない。だがこの余分なカロリーを燃やさない限り、メアリーの体重は増えてしまう。

もし13％の低タンパク質食がこの先も続けば、２年後の体重は12キロ増えて75kg、BMIは30と、立派な肥満の仲間入りだ。

メアリーはどこへ向かうのだろう？

体重は「理論どおり」にはならない

ケース１：メアリーの体重は、ゆっくりとだが着実に増えている。とうとう76kgになったとき、毎日食べ続けている余分の２９０kcalは、増えた分の体重を維持するために必要な量と一致する。体が大きくなれば、その分多くの燃料が必要になるのだ。

まあ、これ以上体重が増えないならいいじゃないかと、あなたは思うかもしれない。

でもそうではない。前章で説明した「水漏れ」のせいで、メアリーは12キロ増えた体重を維持するどころか、ますます強くなるタンパク質欲が駆り立てる悪循環から抜け出せない。この先さらに太り続けるのはほぼ確実だ。

この悪循環のせいで、タンパク質の摂取ターゲットはますます上昇し、メアリーはタンパク質欲に駆り立てられて過食を続ける。高度に加工された食品・飲料が食事の大半を占めるせいで、食物繊維の摂取量が減り、食欲のブレーキが利かない。腸内微生物は繊維不足を察知し、便秘や不規則な排便によって不快感を知らせてくる。


増えた体重でメアリーのタンパク質の摂取ターゲットを計算し直すと、1日当たり76gになった。以前のターゲットの70・5gからわずか5・5g増えただけ——1日につきちょうど卵1個分だ。大した量には思えないが、その影響は甚大である。

タンパク質比率13%の食事で76gのタンパク質を得ようと思ったら、毎日2340kcalを摂取しなくてはならない。この余分な170kcalを摂り続ければ、やがて体重83kg、BMI32・4になる。

それだけではない。タンパク質摂取ターゲットは、インスリン抵抗性の進行とともにますます上昇し、2型糖尿病を含むさらに深刻な健康問題を抱えることになる。

「チョコレートバー1本」我慢すればいい

ケース2：メアリーは体重増加をくい止めるのにギリギリ間に合った。必要なのは、タンパク質比率15％の食事に戻し、ジャンクフードの習慣をきっぱり断ち、食物繊維を多めに食べることだけ。そうすれば、あとの仕事はタンパク質欲がやってくれる。

重要な点として、また意外に思われるかもしれないが、これをするためにタンパク質豊富な食品を食べる必要はない。**290kcal分の脂肪と炭水化物を減らすだけで、食事のタンパク質比率は13％から健康的な15％にまで高まるのだから。**

これをするだけで、タンパク質の摂取ターゲット70・5gを達成し、摂取カロリーを減らし、そして体重を64kgに押し戻すことができる。そのためには、ソファで食べるポテトチップス1袋か、ジュースやビール2缶、またはチョコレートバー1本のどれかを削ればいい。

また果物や野菜、豆、全粒穀物を少し増やせば、繊維不足を解消できるうえ、重要な微量栄養素と健康的なファイトケミカル（植物化学物質）を増やすことができる（全粒穀物とは、小麦、スペルト小麦、ライ麦、オーツ麦、オオムギ、キビ、米などの穀物の種子の全部分を含むものをいう。精製穀物は種子のデンプン質の部分だけを含み、食物繊維豊富なふすまや栄養分豊富な胚芽が取り除かれている）。

■嗜好品を2つ我慢すれば、さらに体重減

もしメアリーがさらに頑張って、510kcal分の脂肪と炭水化物を減らせば、タンパク質比率は17%に高まり、たった1660kcal食べるだけでタンパク質の摂取ターゲットを達成できる。このエネルギー量は、66kgの体重を維持するための必要量より約150kcal少ない。

これをするには嗜好品を2つ我慢すればいい。ポテトチップス1袋、ジュースやビール2缶、またはチョコレートバー1本のうちの2つだ。ここでも、タンパク質の量を増やそうとしなくていい。摂取ターゲットは70・5gで変わらないから、これを達成するために、ほかの栄養素でどれだけのカロリーを摂るかだけが問題になる。

それに、身体活動量を増やせば、その分余分なカロリーを燃やし、全般的な健康状態を改善することができる。

メアリーは先進国に住む典型的な中年の女性である。彼女の抱える問題は私たち全員のものだが、彼女の解決策もまた、私たち全員の解決策になり得るのだ。

メアリーは65歳以上の老年期に達すれば、タンパク質摂取を1日当たり25gほど増やし、タンパク質比率20%の食事にする必要がある。

これは前章で説明したとおり、加齢とともにタンパク質が「水漏れ」しやすくなり、摂取を増やさないと筋肉量を失うリスクがあるからだ。

タンパク質欲が下がるには「時間」がかかる——マシューの場合

マシューは25歳。1年前に大学を卒業し、家を出て新しい街の会社でフルタイムで働き始めた。勤務時間は長く、深夜までの残業はザラだ。料理が苦手で、手軽なオンラインデリバリーに頼っている。

10代後半はアメフトの選手として鳴らし、猛特訓で体を鍛え、3年間でガリガリもやしから体重85キロのマッチョになった。特製のプロテインドリンクと卵、数パックの鶏むね肉を冷蔵庫に詰め込んで親に叱られたのも、今となっては昔の話だ。

アメフト漬けの日々は終わり、過酷なトレーニングをすることもなくなった。

アスリート時代、マシューは筋肉量を増やし維持するために、1日約135gのタンパク質を摂っていた。また激しい運動量を支えるために、1日3550kcalのエネルギーを摂取していた。

今は職場で一日中パソコンの前に座りっぱなしだから、1日の消費カロリーは2550kcalほど。フットボールとウエイトトレーニングをやめてから、筋肉は衰え始めているが、今もタンパク質欲を通じてタンパク質を要求してくる。

アスリート時代の終盤には、タンパク質比率15%の食事を守りさえすれば、タンパク質とエネルギーの摂取ターゲットを達成できた（135gのタンパク質を得るために3600kcal摂っていた）。いまや問題は、1日のカロリー所要量が1000kcalも減ってしまったことだ。

タンパク質比率15％の食事でそのカロリーを得るとなると、1日95gのタンパク質しか摂れなくなる。**マシューのタンパク質の摂取ターゲットは、部活時代の名残でまだ高いレベルに設定されているから、それでは満たされず、もっと食べ続けろとマシューを駆り立てる。**

■量より「比率」が重要

マシューのタンパク質の摂取ターゲットが、座りがちな新しい生活に見合った、より低いレベルに落ち着くまでには時間がかかる。

どれくらいかかるかは、私たちにもわからない。まだ研究が必要だが、それがわかる頃にはマシューのウエストサイズは、体を鍛えていた時代に設定された、高いタンパク質ターゲットを目指して蓄積し続けた余剰カロリーの影響をとうに示しているはずだ。

マシューがたどる傾向は、多くの健康的な20～30代の若者に見られるもので、これが40～50代での慢性的な健康問題の種をまくことになる。

マシューはどうすればいいのだろう?

体重増加を防ぐには、1日135gという、標準量を超える強烈なタンパク質欲を満たしつつも、カロリー摂取を2550kcalに抑える必要がある。

それをするには、ただ食事のタンパク質比率を15%から21%に高めるだけでいい。そうすれば、タンパク質の摂取ターゲット(135g)とエネルギーの必要量(2550kcal)を同時に満たすことができる。

超加工食品を減らし繊維摂取を増やすのは、食事のタンパク質比率を21%にまで高める簡単な方法だが、タンパク質豊富な食品の摂取量を増やして、1日当たり20gから30g余分にタンパク質を摂っても、同じことができる。

単純なことだ。

タンパク質は「体にいい」わけではない

人類史のほとんどの期間はそうではなかったが、今日では多くの人が体重を落とすことを目標にしている。体重を減らすだけでも大変だが、減らした体重をキープするとなるとさらに大変だ。

よくあるのが「ヨーヨー効果」だ。最新流行のダイエットで減量しては、もとの体重にリバウンドし、かえって前より太るなど、体重がヨーヨーのように増減をくり返す。減量産業にとっては夢のようなビジネスモデルであり、また人間の生物学的な仕組みと現代の食環境のせいで、これを避けることはほぼ不可能になっている。


メアリーとマシューの例で見たとおり、タンパク質レバレッジの助けを借りれば、仕事はずっと楽になる。

ヨーロッパのDIOGENES研究などの大規模臨床試験では、低カロリー食の期間（この研究では1日800kcalを8週間）中に減った体重をその後も維持するには、高タンパク質食（25%）と多量の健康的で消化の遅い炭水化物を組み合わせるのがよいという証拠が示されている。

初心者にありがちな間違いは、高タンパク質食のメリットが、タンパク質そのものから来ていると思い込むことだ。「高タンパク質食で体重が減った。体重が減って健康状態がよくなった。だから、タンパク質は健康によい」という、誤った三段論法がまかり通っている。
だがタンパク質は、糖尿病や心臓病などの肥満の合併症を改善する特効薬ではない。もうおわかりだと思うが、高タンパク質食は、ただ総摂取カロリーを抑えるだけだ。それ以外のメリットはすべて、カロリーを減らしたことからやってくる。

「体にいいもの」もたくさんあると毒になる

最近では、「もしタンパク質がよいなら、多ければもっとよいはずだ」という考えに立つダイエットが流行っている。これもよくある誤った論法で、「よいものはどんなものでも、多ければさらによい」といっているのと同じだ。

有益な物質にも、摂りすぎると有毒になるものはたくさんある。塩、水、ビタミンなどがそうだ。同じことがタンパク質や、炭水化物、脂肪についてもいえる。

高タンパク質食ダイエットが流行り始めたのは、しばらく前のことだ。
この考えを広めたのは、ロバート・アトキンスの著書だった。アトキンスは減量のために、低炭水化物・高脂肪・高タンパク質食を推奨した。彼は正しかった。その理由はもうおわかりだろう。そうした食事では、タンパク質欲が満たされ、全体的に食べる量が減るからだ。

アトキンスに続いて、パレオダイエット、ケトジェニックダイエット、肉食ダイエットなど、低炭水化物食やゼロ炭水化物食を推奨するダイエットが流行した。肉、魚、卵、バターだけを食べて、楽に体重を減らし、強壮で動物的な健康を手に入れよう、という考えである。

こういった手法はどれも確実に減量を促す。タンパク質を十分摂ることで飢えが満たされるうえ、超・低炭水化物のケトン食を摂る（1日当たりの炭水化物摂取量を20g――リンゴ1個分に相当――以内に抑える）と、体は細胞の主な燃料としてグルコース（ブドウ糖）の代わりに、脂肪の分解産物であるケトンを燃やすようになるからだ。

またケトンはタンパク質の摂取量が少ないときにも、カロリー摂取を抑制する効果があると考えられている。

今度は「炭水化物欲」が強まることに

低タンパク質（9％）／超・高脂肪（90％）のケトン食は、小児てんかんの治療をはじめ、特定の状況で治療効果を発揮する。また超・低炭水化物・低エネルギー食は、2型糖尿病の症状改善に役立つ場合がある。

だがどちらの食事も、ほとんどの人の日常的な食事としては持続可能でないし、望ましくもない。それほど極端でない低炭水化物・高脂肪食でさえ、長続きしない。ほとんどの人が、やがて主要栄養素がバランスよく含まれた食事に戻ってしまう。

理由は単純だ。**食事からほとんどの炭水化物を取り除けば、炭水化物欲にスイッチが入り、デンプン質の甘い食品がたまらなく食べたくなる。**

何日か炭水化物を減らして、どうなるか見てみよう。おまけに食事のタンパク質比率まで低ければ、タンパク質と炭水化物の両方が無性に食べたくなるという二重苦に苛まれ、そのうえ脂肪など見たくもなくなる（脂肪欲が脂肪の摂りすぎを止めさせようとして、そう感じさせる)。

あなたの食欲は、あなたにバランスの取れた食事を摂らせるという、自然によって与えられた目的を果たそうとしているだけだ。

低炭水化物食(やそのほかの極端な食事法)を阻止しようとするあらゆる衝動に逆らってまで、そういう食事を長く続けていると、そのうち体が順応する。人間はこと食事に関しては、とてつもなく柔軟な生き物だ。

伝統的なイヌイット(魚や哺乳類の肉と脂肪をベースにした食事)や、ケニアのマサイ族(動物の乳と血)、沖縄の人々(サツマイモを主食とする低タンパク質食)が粗食に適応してきたことは、ヒトという種の成功の証とされてきた。

しかしマイナス面もある。栄養素の選択を狭めれば狭めるほど、代謝の柔軟性が失われ、食生活のパターンを変えにくくなる。

人間の体の仕組みは、四季折々の多様な食品を食べたり、ひもじい夜を過ごしたり、「饗宴と飢餓」の環境変化に適応したりできるよう進化してきたのだ。

人間は生理学的にいえば、どんな挑戦にも柔軟に対応できるように筋肉と腱を伸ばしておくアスリートに似ている。生理学的な仕組みを「伸ばしておく」ことができなければ、健康的で多様な食事を楽しむ能力を次第に失ってしまう。

世界最長寿の人は「ホールフード」を食べる

とはいえ——もしあなたが健康的な体重をオーバーしていて、とくに糖尿病や心臓病の徴候がある場合——減量が健康と寿命によい影響をおよぼし得ることは疑いようがない。肥満関連の健康障害を一気に改善できるメリットはとても大きい。

だが長寿の分子機構について解明されていることを踏まえれば、高タンパク質／高脂肪食はそれ自体、潜在的なリスクをはらんでいることがわかる。

私たちの昆虫とマウスの実験は、世界中の科学者による研究の裏づけを得て、高タンパク質／高脂肪食が動物に普遍的な、成長と繁殖を促進する太古からの生化学的経路を作動させることを明らかにした。だがそれと同時に、健康と長寿を支える補修と維持の経路をスイッチオフしてしまうのだ。

そのようなリスクが、人間に実際に存在するという証拠はあるのだろうか？

それを裏づける証拠は次第に増えてきているが、確実なことがいえるようになるまでには、研究が十分に長い間にわたって実施される必要がある。

それにもちろん、人間の栄養を調べるために、生涯にわたって厳しくコントロールされた実験を、昆虫やマウスを対象に行うのと同じ方法で実施できるはずがない。

また人間の短期の食事試験や栄養調査の結果の解釈にも、多くの困難がつきまとう。そして調査の結論には、様々な食事法を支持する陣営からきまって反論が上がる。こうした陣営はたいていの場合、たった1つの栄養素を重視し、脂肪と炭水化物が果たす相対的な役割をめぐる論争に終始する。

それでも、人間が長寿経路と成長経路に関して、イースト細胞やミミズ、ハエ、マウス、サルと同じ分子生物学的機構を共有していることは否定できない。

すると残る疑問は1つ——「高タンパク質／低炭水化物食を長期的に摂り続けると寿命が縮む」という一般法則に、人間が当てはまらない確率はどれくらいだろう？

かなり低いはずだ。ほとんどないといっていいだろう。

世界の最も長寿で最も健康的な人々が、低タンパク質／高炭水化物のホールフード中心の食事をしていることを考えればなおさらだ。

「動物」のように食べる

メアリーとマシューの例は、本書の重要なメッセージ——粘菌からヒヒ、バッタから共食いのコオロギ、ショウジョウバエ、マウス、ネコ、イヌ、霊長類に至るまでの生物から得られた教訓——を実際に活かす参考になるだろう。

これらの種はすべて、驚異的な進化の旅をともにしてきた仲間だ。その1つである私たち人間は、おいしくて便利で安価な食べ物をいつでも食べたいという太古からの願いを満たすために、世界を変えることに成功した。

そしてこの取り組みは破壊的な影響をもたらしている。私たちは栄養を取り戻し、生物学的な仕組みの裏をかこうとするのではなく、手を結ばなくてはならない。

ここからは、自分の食環境を自分で管理し、食欲を活用するためのヒントを紹介して、本書の旅を終えるとしよう。

といっても、これはどういう生活を送るべきかという処方箋ではなく、これまでの研究を踏まえて、科学的証拠を私たちなりに解釈したものだ。

健康的で楽しい食生活へと向かう旅のロードマップと考えてほしい。

■①自分の「タンパク質ターゲット」を理解する

あなたのタンパク質の摂取ターゲットを、次の3ステップで推定しよう。

ステップ1．あなたの年齢、性別、活動量をもとに、1日のエネルギー（カロリー）の必要量を推定する。「ハリス・ベネディクト法」と呼ばれる式を使って計算してくれるサイトを利用しよう。

ステップ2．このカロリーのうち、どれだけをタンパク質から摂る必要があるか（つまりあなたのタンパク質摂取ターゲット）を推定しよう。ステップ1で出した値に、次の係数をかけて算出する。

子ども、青少年：0・15（タンパク質比率15％の食事を意味する）

若年成人（18～30歳）：0・18

妊婦、授乳婦：0・20
成熟した成人（30代）：0・17
中年（40〜65歳）：0・15
老年（65歳超）：0・20
ステップ3．ステップ2で算出した値を4で割って、1日に摂取すべきタンパク質のグラム数を算出しよう（タンパク質1gは4kcalに相当する）。

■②「超加工食品」を避ける

超加工食品を避けよう。目の前にあると食べてしまうから、家の中にもち込まないのがいちばんだ。そういう食品はついつい食べてしまうようにできている。

超加工食品は、世界的な慢性病の蔓延を引き起こした最大の原因である――栄養と食欲の相互作用を悪用してきたのだ。

こうした食品を見分ける方法はあるだろうか？　カルロス・モンテイロ自身が、次のように説明している。

「超加工食品を見分ける実用的な方法としては、**ＮＯＶＡ超加工食品群に特徴的な成分が少なくとも１種類以上、原材料のリストに含まれているかどうかを調べるとい**い。つまり、キッチンでほとんど使われることのない食品成分（高果糖コーンシロップ、水素添加油脂やエステル交換脂肪、タンパク質加水分解物など）や、最終製品の嗜好性や魅力を高めるための添加物（香味料、旨み物質、着色料、乳化剤、乳化塩、甘味料、増粘剤、消泡剤、充填剤、炭酸化剤、発泡剤、ゲル化剤、つや出し剤など）である」

■③「高タンパク質食品」を食べる

多種多様な動物性食品（鶏肉、肉、魚、卵、乳製品）および／または植物性食品（種、ナッツ、豆）の中から高タンパク質食品を選び、タンパク質の摂取ターゲットを満たすとともに、タンパク質欲を最もよく満足させるバランスでアミノ酸が含まれた食事を摂ろう。

ベジタリアン（悪いことではない）の人は、さらに多様な食品を食べる努力をしなくてはならない。単一の植物性タンパク質は、多くの動物性タンパク質に比べ、アミ

食品の100g当たり栄養成分の平均値

主要食品群	(数)	タンパク質に占める比率*	エネルギーに占める比率^	エネルギー(kcal)	タンパク質(g)	タンパク質(%E)	炭水化物(g)	食物繊維(g)	総脂肪(g)	総飽和脂肪酸(g)	ナトリウム(mg)
牛乳、ヨーグルト、チーズ、その他乳製品	14784	12.9	10.9	89.2	4.0	17.8	8.7	0.2	4.4	2.4	96.3
赤身肉、鶏肉、魚介類	12142	40.4	18.3	194.9	16.2	33.2	8.8	0.6	10.3	3.1	515.0
卵	2036	4.1	2.4	185.4	12.1	26.1	3.3	0.1	13.5	4.3	433.8
さや豆、豆、ナッツ、種	3183	4.0	3.7	231.2	9.5	16.4	21.6	5.5	13.1	2.2	344.3
パン、穀物、ケーキ、クラッカー、米、シリアル、パスタ/米/トウモロコシ料理	25213	30.6	38.9	230.2	6.8	11.9	32.2	2.2	8.4	2.8	396.3
果物	9766	1.4	4.8	56.8	0.6	4.3	13.5	1.3	0.5	0.1	4.6
野菜	15424	4.0	7.1	106.4	2.3	8.5	14.7	2.0	4.8	1.1	257.9
調味料	3182	0.1	1.5	452.0	1.0	0.9	6.9	0.1	47.0	12.1	795.8
菓子、アルコール/ノンアルコール飲料	34703	2.5	12.5	14.6	0.1	3.0	2.8	0.0	0.1	0.0	6.6
合計	120433	100.0	100.0								

*各食品群がアメリカ人の食事中のタンパク質に占める比率
^ 各食品群がアメリカ人の食事中のエネルギーに占める比率
(数)=各食品群が被験者によって報告された回数
%E=エネルギーに占めるタンパク質の比率

各食品群および2015―2016年度NHANES調査*の被験者によって報告された食品の100g当たり栄養成分^の平均値

食品群	(数)	食品の100g当たり栄養成分の平均値							
		エネルギー(kcal)	タンパク質(g)	タンパク質(%E)	炭水化物(g)	食物繊維(g)	総脂肪(g)	総飽和脂肪酸(g)	ナトリウム(mg)
乳製品の食品・料理	14784	89.2	4.0	17.8	8.7	0.2	4.4	2.4	96
―牛乳	4822	51.9	3.3	25.1	4.8	0.0	2.2	1.3	45
―イチゴミルク(全乳)	19	81.3	3.0	14.6	10.6	0.0	3.1	1.7	43
―無脂肪ギリシャヨーグルト、プレーン	11	59.0	10.2	69.1	3.6	0.0	0.4	0.1	36
―ヨーグルト、全乳、フルーツ味	26	86.9	3.1	14.3	12.4	0.1	2.9	1.8	44
―生クリーム	5	340.0	2.8	3.3	2.7	0.0	36.1	23.0	26
チーズ	1580	362.2	24.0	26.5	4.1	0.0	27.7	16.3	744
―ブリー	11	332.3	20.8	25.0	0.4	0.0	27.7	17.4	631
―チェダー	465	404.8	22.9	22.6	3.1	0.0	33.3	18.9	653
プロセス/アメリカ産チーズ	861	297.5	15.9	21.4	8.7	0.0	22.3	12.7	1253
アイスクリーム	1157	215.3	3.7	6.9	26.1	0.7	10.9	6.3	84
―濃厚なチョコレートアイスクリーム、厚いチョコレートコーティングのアイスクリーム	4	302.8	5.6	7.4	11.9	1.1	25.8	15.9	56
赤身肉、鶏肉、魚介類の食品・料理	12142	194.9	16.2	33.2	8.8	0.6	10.3	3.1	515
牛肉	933	225.2	27.7	49.3	0.9	0.1	11.7	4.6	431
―牛肉、オーブン焼き、ローストビーフ、脂身を除く	35	149.8	29.1	77.8	0.0	0.0	3.7	1.4	417
―ポークチョップ、脂身を含む	18	211.3	27.7	52.4	0.0	0.0	10.5	3.3	514
加工肉――ソーセージ、ホットドッグ、サラミ	1984	218.7	16.2	29.6	2.4	0.0	15.8	5.4	970
鶏肉	2678	229.6	21.6	37.6	7.0	0.4	12.5	2.8	507
―鶏むね肉、グリル、皮なし	63	175.6	29.6	67.5	0.0	0.0	5.5	1.0	353
―鶏肉手羽元、味つき、フライ、ファストフード	32	292.8	16.2	22.2	12.9	0.4	19.6	4.6	748
魚	261	178.2	21.4	48.1	4.0	0.2	8.1	1.6	467

食品群	(数)	エネルギー(kcal)	タンパク質(g)	タンパク質(%E)	炭水化物(g)	食物繊維(g)	総脂肪(g)	総飽和脂肪酸(g)	ナトリウム(mg)
ハンバーガー、肉入りサンドイッチ	1525	262.0	13.3	20.3	22.0	1.2	13.3	4.8	568
―チーズバーガー	57	270.3	13.5	20.0	25.5	1.9	12.9	5.8	628
―チキンサンドイッチ、全粒粉パン、サラダ	3	203.5	16.2	31.8	19.6	3.0	7.0	1.3	364
卵の食品・料理	**2036**	185.4	12.1	26.1	3.3	0.1	13.5	4.3	434
卵、全卵、黄身、白身	863	184.4	13.2	28.5	0.9	0.0	13.8	4.3	442
さや豆、豆、ナッツ、種の食品・料理	**3183**	231.2	9.5	16.4	21.6	5.5	13.1	2.2	344
豆の食品・料理	411	166.8	8.4	20.3	23.6	8.1	4.7	0.7	228
―黒豆の煮豆	8	133.6	8.9	26.6	24.3	10.1	0.4	0.1	348
さや豆の食品・料理	110	193.3	9.1	18.9	24.9	7.5	6.9	1.1	252
―レンズ豆の煮豆	20	115.5	9.0	31.1	20.0	7.9	0.4	0.1	196
種子	23	576.3	19.1	13.3	23.8	11.0	49.2	5.2	462
ナッツ	744	598.3	18.8	12.6	22.0	8.2	52.9	7.1	175
ピーナッツバター	308	580.4	21.5	14.8	23.0	5.1	49.0	9.7	431
穀物および穀物主体の食品・料理	**25213**	230.2	6.8	11.9	32.2	2.2	8.4	2.8	396
パン、小麦、または挽き割り小麦、全粒小麦	1401	270.7	11.0	16.3	47.0	5.1	4.4	0.9	472
パン、クロワッサン、ベーグル、イングリッシュマフィン、ロール	2985	303.8	9.1	12.0	50.6	2.4	7.0	2.2	494
キヌア、ゆで	19	119.9	4.4	14.6	21.2	2.8	1.9	0.2	163
パスタ、ゆで	17	148.2	6.0	16.1	29.9	3.9	1.7	0.2	235
白米、ゆで	570	129.2	2.7	8.3	28.0	0.4	0.3	0.1	245.3
玄米、ゆで	110	122.4	2.7	8.9	25.4	1.6	1.0	0.3	202.2
朝食用シリアル	2345	374.8	7.7	8.2	80.8	6.3	4.3	1.0	436
―フルーツループ	122	375.8	5.3	5.6	88.0	9.3	3.4	1.8	470
―ブランシリアル	2	258.9	13.1	20.3	74.2	29.3	4.9	1.1	258
ピザ、ファストフード、チーズ載せ	3	266.2	11.4	17.1	33.3	2.3	9.7	4.5	598
ナチョス、チーズ、肉、サワークリーム載せ	5	215.5	6.3	11.7	20.1	3.4	12.6	3.1	323

食品群	(数)	エネルギー(kcal)	タンパク質(g)	タンパク質(%E)	炭水化物(g)	食物繊維(g)	総脂肪(g)	総飽和脂肪酸(g)	ナトリウム(mg)
全粒粉パスタ、トマトソース、シーフード	4	108.0	5.7	21.0	18.8	2.8	1.7	0.2	217
穀物ベースのスナックフード(ポップコーン、コーンチップスなど)	2220	497.6	7.8	6.2	62.2	5.2	24.8	5.7	714
ケーキ	681	367.5	3.9	4.2	51.2	1.2	17.3	5.1	341
クッキー	2020	462.0	5.3	4.6	67.4	2.2	20.1	7.0	340
朝食用ペイストリー	528	407.2	5.3	5.2	53.0	1.8	19.6	7.6	358
果物の食品・料理	9766	56.8	0.6	4.3	13.5	1.3	0.5	0.1	5
生の果物	5692	67.3	0.8	4.6	15.1	2.3	1.2	0.2	8
フルーツジュース	1316	49.0	0.2	1.9	12.0	0.3	0.1	0.0	5
ドライフルーツ	249	301.6	2.2	2.9	75.8	5.2	2.4	1.5	10
野菜の食品・料理	**15424**	106.4	2.3	8.5	14.7	2.0	4.8	1.1	258
フライドポテト	3947	313.9	3.9	5.0	37.2	2.9	17.6	2.9	360
ジャガイモ、ゆで	9	92.6	2.5	10.8	21.1	2.2	0.1	0.0	164.5
サツマイモ、ゆで	6	94.8	2.1	8.9	21.8	3.5	0.1	0.1	182.2
ニンジン、生	454	40.4	0.9	9.2	9.6	2.8	0.2	0.0	68.7
緑黄色葉物野菜	554	31.2	2.6	33.8	4.5	2.7	1.0	0.2	141
サヤインゲン	10	30.8	1.8	23.8	7.0	2.7	0.2	0.1	6.3
トマト、生	1037	17.9	0.9	19.7	3.9	1.2	0.2	0.0	5
菓子	2219	441.2	3.7	3.3	77.2	1.5	13.8	7.4	119
ソフトドリンク	4129	33.7	0.0	0.4	8.4	0.0	0.1	0.0	7
ワイン／ビール／蒸留酒	1385	81.4	0.2	1.2	3.9	0.0	0.1	0.0	12

^ アメリカ農務省標準参照栄養成分データベース(レガシーSR)、食事研究用食品・栄養成分データベース(FNDDS)

(数)=各食品群が被験者によって報告された回数

%E=エネルギーに占めるタンパク質の比率

*アメリカ国民健康栄養調査(NHANES)は、アメリカの成人と子どもの栄養状態を評価することを目的とした調査。毎年約5000人の成人・子どもを対象に、継続的に実施されている。2015～2016年の収集期間中には、全米30か所から1万5327人が無作為に選定され、調査に参加した。被選定者中9971人が食事に関する情報を提供した。

ノ酸のバランスが劣る傾向にあるからだ。

具体的にタンパク質の摂取ターゲットを達成する方法を理解しやすいように、チャールズ・パーキンス・センターの研究仲間で栄養学者のアマンダ・グレッチ博士が作成してくれた、主要な食品のタンパク質、脂肪、炭水化物、カロリー、飽和脂肪、ナトリウム含有量の表を390ページから載せておく。

■④「繊維」を食べる

人間は生理学的機構が進化した太古の時代に、今よりずっと多くの食物繊維を摂取していた。今日、食欲とともに食事中の食物繊維が、何を食べるかをコントロールする役割を担っているのは、そのためである。

多量の葉物野菜、非デンプン質の野菜、果物、種子、全粒穀物を食事に含め、体にカロリー負荷をかけずに繊維を確保して、食欲ブレーキを再起動させよう。豆や種子、乾燥豆（ライ豆、インゲン豆、ひよこ豆、ササゲ、レンズ豆など）を食べることでも、繊維とタンパク質、健康的な炭水化物を増やすことができる。

ビタミンとミネラルが摂れ、サプリメントの必要性が薄れるというおまけつきだ。

■⑤「カロリー」信奉をやめる

カロリー計算にこだわらないこと——きちんとした食事を摂れば、タンパク質欲があなたの代わりにカロリーの面倒を見てくれる。

高タンパク質の食品には、良質な炭水化物と脂肪を含む多量の野菜や果物、豆、全粒穀物をつけ合わせよう。そうすれば三大栄養素の食欲をすべて満たすことができる。

■⑥食べ物を「混ぜ物」にしない

食べ物に加える砂糖や塩は控えめにし、脂肪分を加えるときは「エキストラバージンオイル」などの健康的なものを選ぼう。

■⑦「空腹」のときに食べる

①から⑥までのすべてを行っても、単にタンパク質の摂取ターゲットと総エネルギー必要量の推定値を満たしたにすぎない。

これを出発点にして、自分の食欲を自分でコントロールしていると感じられるようになるまで——食事どきに空腹を感じ、食後と食間は食べずにいられるようになるまで——量を増減して調整しよう。

■⑧「塩味」がほしいことの意味を知る

食欲に耳を傾けよう。自分の胸に尋ねよう——「今ほしいのは、塩味や旨みなのだろうか？」

もしそうなら、タンパク質が必要なことを、体が知らせているのだ。

そんなときは、ニセのタンパク質（超加工食品のしょっぱい系のスナックなど）の誘惑にとくに屈しやすくなっている。

誘惑に負けてはいけない——代わりに良質のタンパク質食品を食べよう。

■⑨「食欲」を信じる

その一方で、必要と感じる以上のタンパク質を摂らないようにしよう。タンパク質欲が適量を教えてくれるし、摂りすぎにはデメリットがある。

食欲は計算サイトよりも正確な測定器なのだ。

■⑩運動時は「20〜30g」タンパク質を摂る

運動して筋肉量を増やしているときは、1回の食事につき20gから30gのまとまったタンパク質を摂ると、新しい筋肉タンパク質を形成するための細胞機構が最もよく活性化されることがわかっている。この量が、筋肉合成を起動させるのに最適な量だ。

筋肉合成に関わる機構とは、8章で説明した成長・繁殖経路のことだ。この経路は必然的な副産物として細胞のゴミを放出し、細胞とDNAに損傷を与える。タンパク質を20gから30g含む食事を摂ると、タンパク質合成のスイッチが2時間ほど入り、悪影響をその時間に限定することができる。

■⑪睡眠を利用して「食べない時間」を1日の中につくる

細胞とDNAの修復・維持を促すために、夜間は断食し、間食を控えよう。

たとえば午後8時から翌朝の朝食までは何も食べないようにするなど。毎日の断食によって長寿経路が活性化されるうえ、夜遅くに余分なカロリーを摂取するリスクが減り、眠りにつきやすくなる。

世の中の減量プログラムには、カロリー制限を伴うものがいろいろある（有名なものでは「5：2断食ダイエット」〔1週間のうち5日間は普通の食事をし、2日間は食事制限をする〕など）。だが全体的な摂取カロリーを減らさなくても、1日のうちの食べる時間を制限する（「間欠的断食」や「時間制限摂食」など）だけでも健康効果があることが、研究によって示されている。

なぜ効果があるかといえば、**数時間の断食によって、損傷を引き起こす成長経路がオフになり、健康と長寿を支える細胞とDNAの修復・維持プロセスが活性化される**からだ。

寝ている間は何も食べられない。つまり夜間の睡眠は、たまった細胞のゴミを一掃し、日中にDNAと細胞が受けた損傷を修復するチャンスだ。

このことは体内のすべての細胞についていえるが、とくに顕著なのが脳細胞だ。時間制限摂食と良質な睡眠が、心身の健康を増進するのも当然である。

■ ⑫「体内時計」に合わせて食べ、眠る

よく眠ろう。睡眠は、食事・運動とともに、心身の健康の3本柱である。睡眠と栄養は、体内時計を通じて結びついている。

私たちの体の仕組みは、脳にある「親時計」によってコントロールされている。親時計は約24時間周期で動き、睡眠と覚醒、体温、腸運動、血圧、インスリン感受性等々の1日のリズムを刻んでいる。

親時計はメラトニンなどのホルモンを利用して、それぞれの臓器にあって別々に動いている子時計を同期させる。実際、細胞の一つひとつにほぼ1日を周期とする個別の体内時計があり、それらはDNA複製やインスリンシグナル伝達などの基本的な細胞プロセスと緊密に結びついている。

細胞や臓器にある子時計の同期が乱れると、具合が悪くなる。時差ボケに苦しんだことがある人ならわかるだろう。長期のシフト労働者は、肥満や糖尿病、心血管疾患、がんになりやすい。

だが体内の親時計はデジタル腕時計のように正確には動かない。少しずつ遅れていくため、信頼できる環境刺激によって毎日リセットする必要がある。**時刻設定の主な手がかりになるのは日光だが、食事のタイミングも重要だ。**体内時計が睡眠を予期する時間帯に、明るい光にさらされたりものを食べたりすると、体内時計システムは撹乱され、それが続けばいつか健康を害してしまう。

■ **⑬こもらず「外」に出る**

活動的になろう――できれば戸外に出よう――そして社交的になろう。身体活動と社会交流は、健康増進と長寿と明らかな相関関係にある。

■ **⑭つくってみる**

大好きな料理を自分でつくれるようにしよう――そしてつくり方を子どもにも教えよう。それは親が子どもに与えられる最高の贈り物の1つだ。

■ **⑮「流行り」に惑わされない**

（超加工食品をできるだけ減らしながら）好きなものを食べよう。

栄養バランスのよい食事を摂る方法は無限にある。特別な医療上の理由がない限り、どの食品群（穀物、乳製品など）も除外する必要はないし、苦手なものや自分の食文化に適さないものを食べる必要もない。

世界の伝統的な食文化や新しい食文化は、地域や歴史、宗教と深く結びつき、人々の生活をゆりかごから墓場まで、病めるときも健やかなるときも支えてきた。いま流行りの、ヴィーガンからケトンまでの様々な栄養哲学は、特定の状況では健康的な食事になるが、ほとんどの人は続けることができないし、経済的な既得権益や怒り、狂信が深く絡んでいる。

私たちの物語はこれでおしまいだ。動物が健康的な食事について教えてくれたことを、あますところなく説明した。

本書ではここまで、いろいろな数値や数式、科学的事実を挙げてきた。これらは健康的な生活を送るための重要なガイドとして活用できるし、ぜひそうしてほしい。

だがそれだけが健康的な生活だと思ってはいけない。むしろ本書から得た知識や気づきを、旅行中に地図を使うように、健全な生活に到達するための道しるべや、迷子になったときのガイドとして使ってほしい。

そうするうちに、ただ健康的な食環境に向かって舵を切り（そして不健康な食環境から遠ざかり）、食欲に耳を傾けるだけで、ことさら意識しなくても楽しく健康的な食事ができるようになる。

スポーツや楽器、自動車の運転を習うのに似ている。最初は集中して、意識的にルールを適用し、練習を積み、悪い習慣を捨て去る必要がある。だがいつのまにか、それが生まれつきの習慣のようになる。

いや、健康的な食事は、そもそも生まれつきの習慣のはずだ。粘菌からヒヒまでの生物は、数値や数式、スポーツ、音楽、自動車が発明される前から、数百万年間もそういう食餌を摂り続けてきたのだから。

謝辞

まずは30年にわたって栄養生物学の冒険をともにしてきた、多くの研究仲間と学生にお礼をいいたい。
本文中で名前を挙げた人たちはほんのわずかだが、ほかにも過去から現在まで、多くの人たちの友情と貢献に感謝している。

また本書の執筆にあたりご意見を頂戴した方々に感謝申し上げる。マーガレット・オールマン＝ファリネリ、ジェニー・ブランド＝ミラー、コリーヌ・ケロー、スティーヴン・コルベット、アンニカ・フェルトン、オリヴィエ・ギャリー、デイヴィッド・マインツ、カルロス・モンテイロ、マリオン・ネスル、ロバート・ローマー、ジェシカ・ロスマン、レスリー・シンプソン、ミシェル・スワン、レンドゥプ・タルチエン、ジャクリーヌ・トニン、エリン・ヴォーゲルのみなさん、ありがとう。

栄養学の分野で助けてくれたアマンダ・グレッチ、ポール・ゾンゴ、ロージー・リベイロに、データを用意してくれたアラステア・シニアとサマンサ・ソロン＝ビエに感謝する。

私たちの代理人のキャサリン・ドレイトンと、鋭い編集眼を発揮してくれたビル・トネリ、ホートン・ミフリン・ハーコートのデブ・ブローディとみなさん、ハーパーコリンズのマイルズ・アーチボルドとみなさん、そしてオーストラリアのハーパーコリンズのみなさんに感謝する。とても楽しい時間だった。

最後になったが、私たちの妻のジャクリーンとレスリー、そして家族の愛情と支援、忍耐に深く感謝している。

訳者あとがき

櫻井祐子

なぜ世界中で肥満が増え続けているのだろう？　おなかがいっぱいなはずなのに、あれこれ食べてしまうのはどうして？

本書は生物学の視点からこの謎に迫る。原題は『Eat Like the Animals』。健康的に食べる方法を、動物が教えてくれるというのだ。

オーストラリアの著名な生物学者ローベンハイマーとシンプソンは、「動物は何を食べるべきかをどうやって知るのか？」という疑問に答えを出すべく、30年以上にわたり研究を続けている。

人間からヒヒ、バッタ、粘菌までの50種を超える動物を対象に、気の遠くなるほど大規模で手のかかる実験をしたかと思えば、アリゾナの砂漠からボルネオの森林、ヒマラヤの高山帯にまで足を運び、野生動物のフィールド研究を行ってきた。

2人は驚くべき発見をする。どんな動物も、状況が許す限り、生存と繁栄にとって最適な比率でタンパク質と炭水化物・脂肪を摂っているのだ。

いったいどうしたらそんな難しいことができるのだろう？　そのカギは「食欲システム」にある。

動物は一般に考えられているように、食べ物全般に対する単一の食欲をもっているのではない。重要な栄養素、なかでもタンパク質・炭水化物・脂肪のそれぞれに対し、別々の食欲をもっている。その中で、どんなときでも最も優先されるのが、生命の維持にとってとくに重要なタンパク質に対する食欲だ。

すべての動物は、この強烈なタンパク質欲に導かれて、食べるものを決めていた！

ローベンハイマーとシンプソンはオックスフォード大学に在籍していた2005年に、「タンパク質レバレッジ仮説」を提唱する。ほかの動物と同様、「人間はタンパク質の摂取をほかの栄養素よりも優先し、タンパク質の必要量を摂取するまで食べ続ける」という考えだ。

レバレッジとはテコのことで、食事に含まれるタンパク質の比率がほんのわずか変わるだけで、摂取カロリーが大きく変わることを表している。また2人は動物の最適な栄養摂取量を幾何学的に分析し図示する、「栄養幾何学」の概念を生み出した。

どんな動物も、健康に最適な食事をする方法を本能的に知っていて、それを忠実に実行に移している。なのになぜ、人間だけはそれができないのだろう？

現代の糖質と脂質にまみれた「超」加工食品が蔓延する食環境では、食事のタンパク質比率が低くなりがちだ。その結果、必要な量のタンパク質を摂るために延々食べ続け、摂取カロリーが大きく増えてしまう。

肥満が増えているのは、必ずしも意思力のなさが原因ではない。この激変した食環境にも一因があるのだ。

健康的な食生活を送るカギは、単純にタンパク質の摂取を増やすことだけではない。その方法は、また動物が教えてくれるさまざまな「栄養の叡智」については、是非本書をお読みいただきたい。

＊新版刊行にあたり、一部をよりわかりやすく平易な表現に改めた。

日本語・新版だけのあとがき
食欲をめぐる壮大な旅の記録と新しい発見

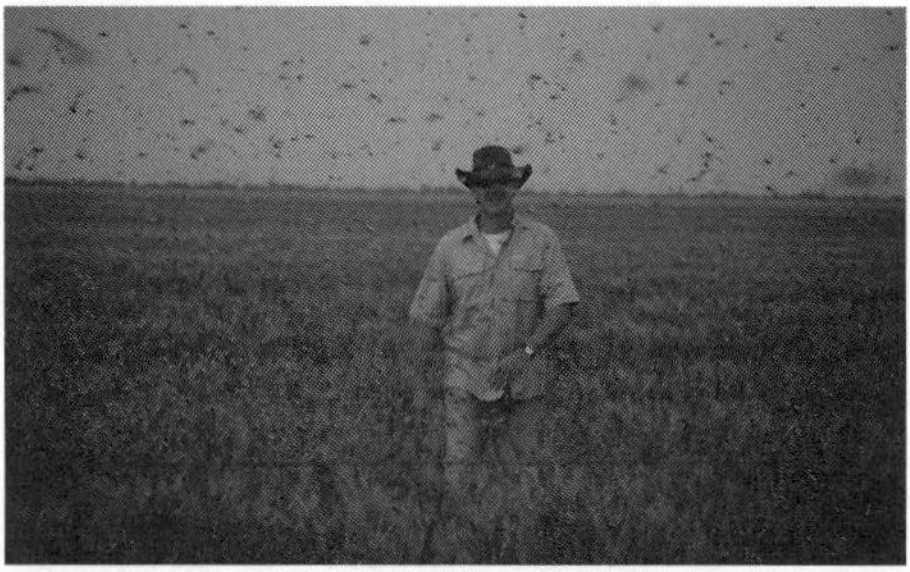

オーストラリアトビバッタの大群の中を歩くスティーヴ・シンプソン（ニューサウスウェールズ州クーナンブル近く） New South Wales, Australia in 2007. Photo: Andrew Graham-Brown.

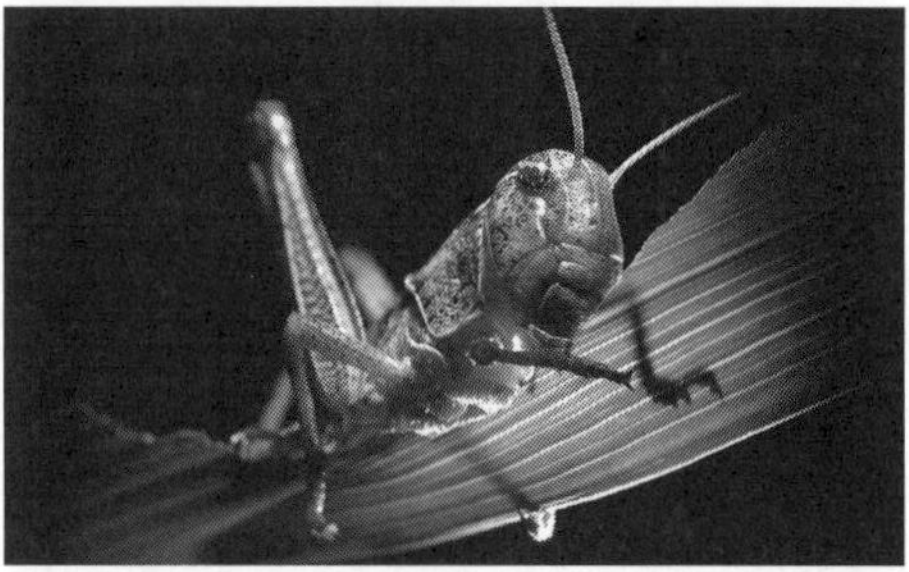

オックスフォード大学の研究室で小麦を食べるアフリカワタリバッタの幼虫。2004. Photo: Gabriel Miller.

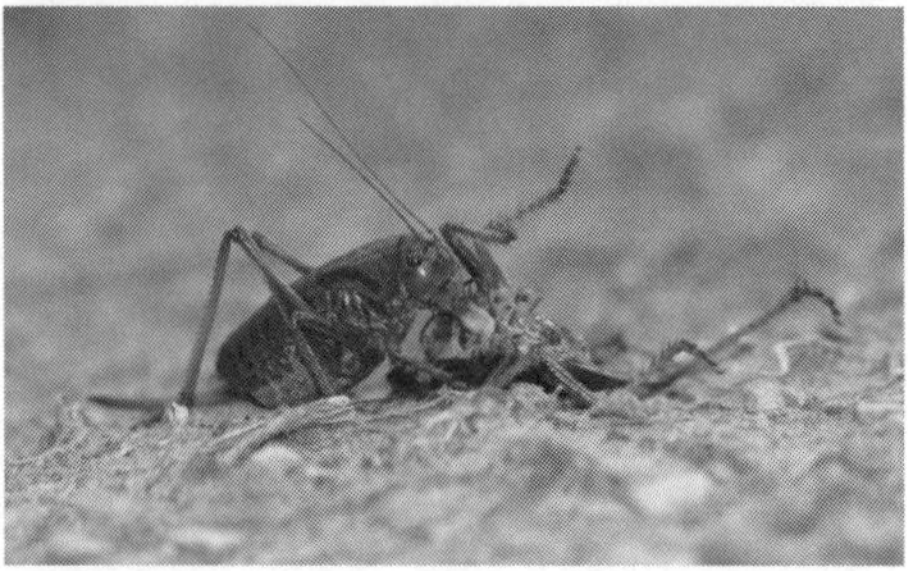

仲間を共食いするモルモンコオロギの幼虫（アイダホ州マラド近く）2005. Photo: Steve Simpson.

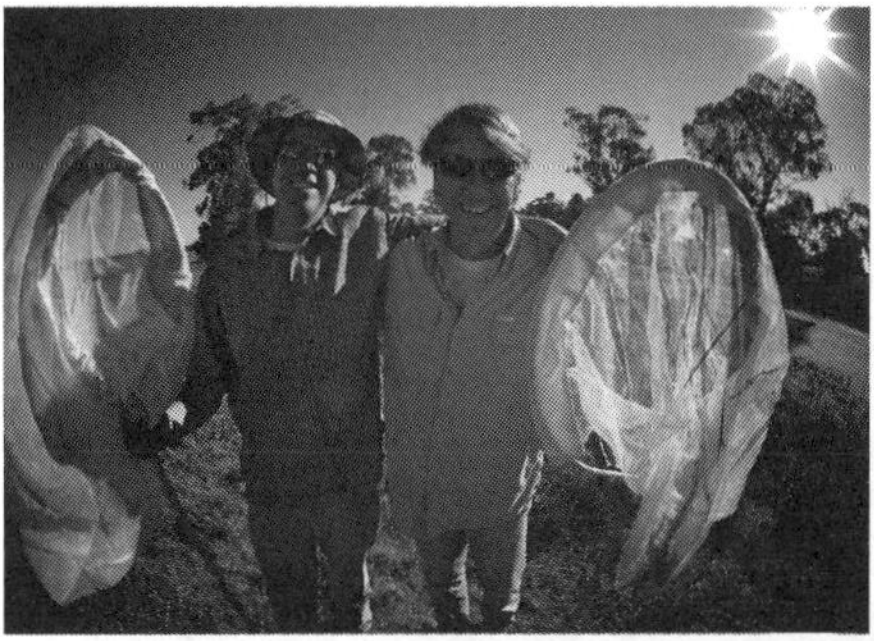

オーストラリアトビバッタの野外調査を行うスティーヴ・シンプソンとグレッグ・ソード（クーナンブル近く）New South Wales, Australia in 2007. Photo: Andrew Graham-Brown.

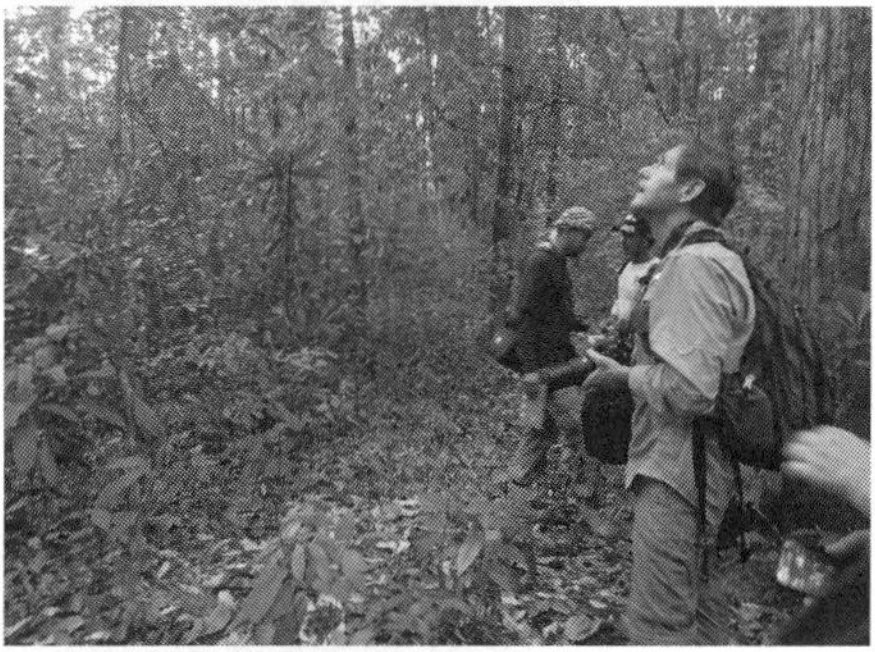

テナガザルを観察するデイヴィッド・ローベンハイマーと研究チーム（カンボジア）
Photo credit, Jessica Rothman

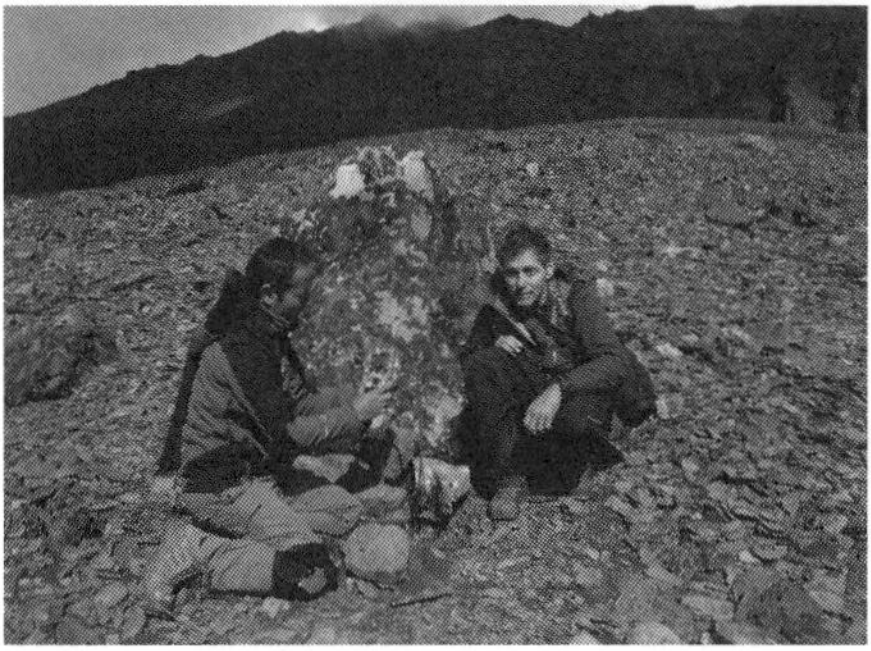

ユキヒョウの自動撮影カメラを回収するデイヴィッド・ローベンハイマーとレンドゥプ・タルチェン（ブータン・ヒマラヤ） Photo credit, Sonam Dorje.

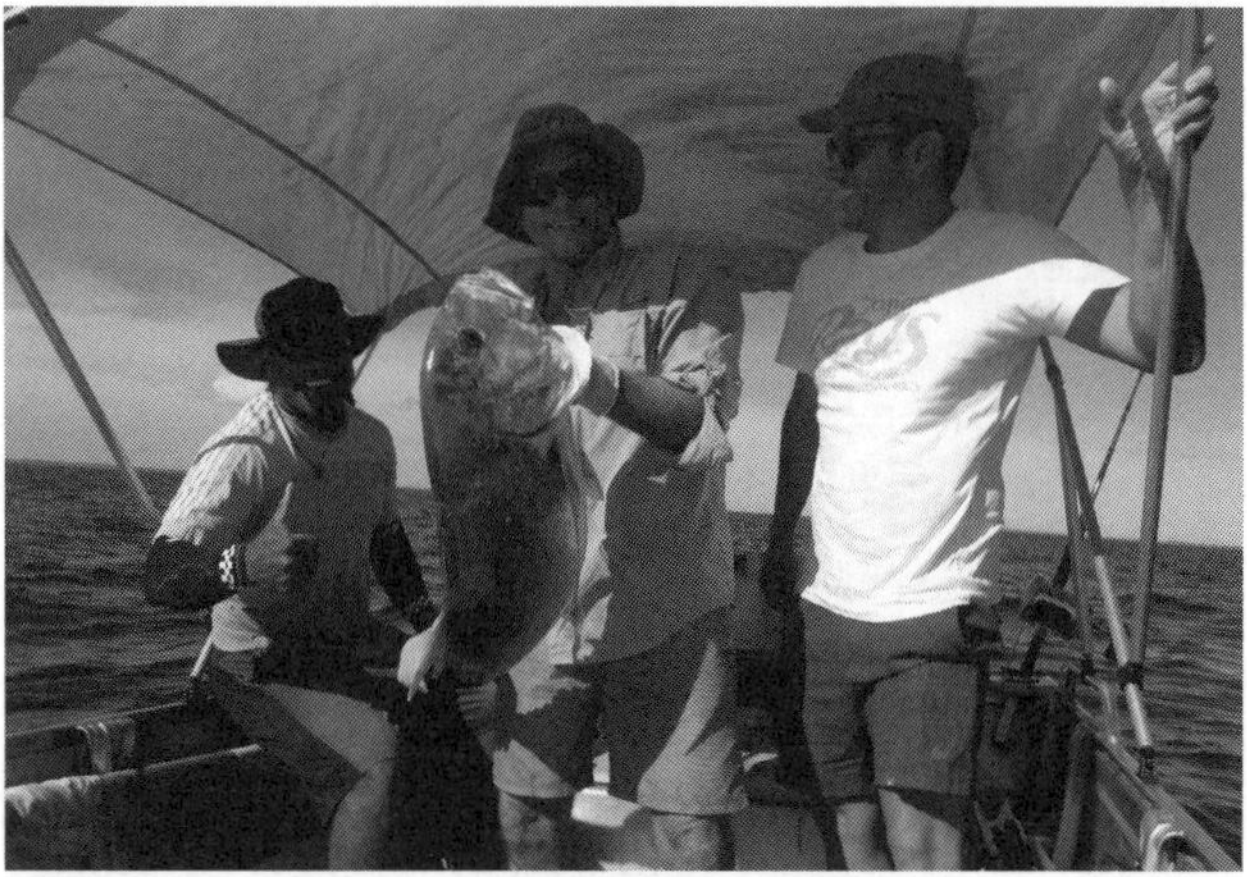

持続可能な漁――釣果はトレバリー（アジ科の食用魚）――を行うデイヴィッド・ローベンハイマーとポール・ゾンゴ、オリヴィエ・ギャリー（ニューカレドニア島沖）Photo credit, Corinne Caillaud.

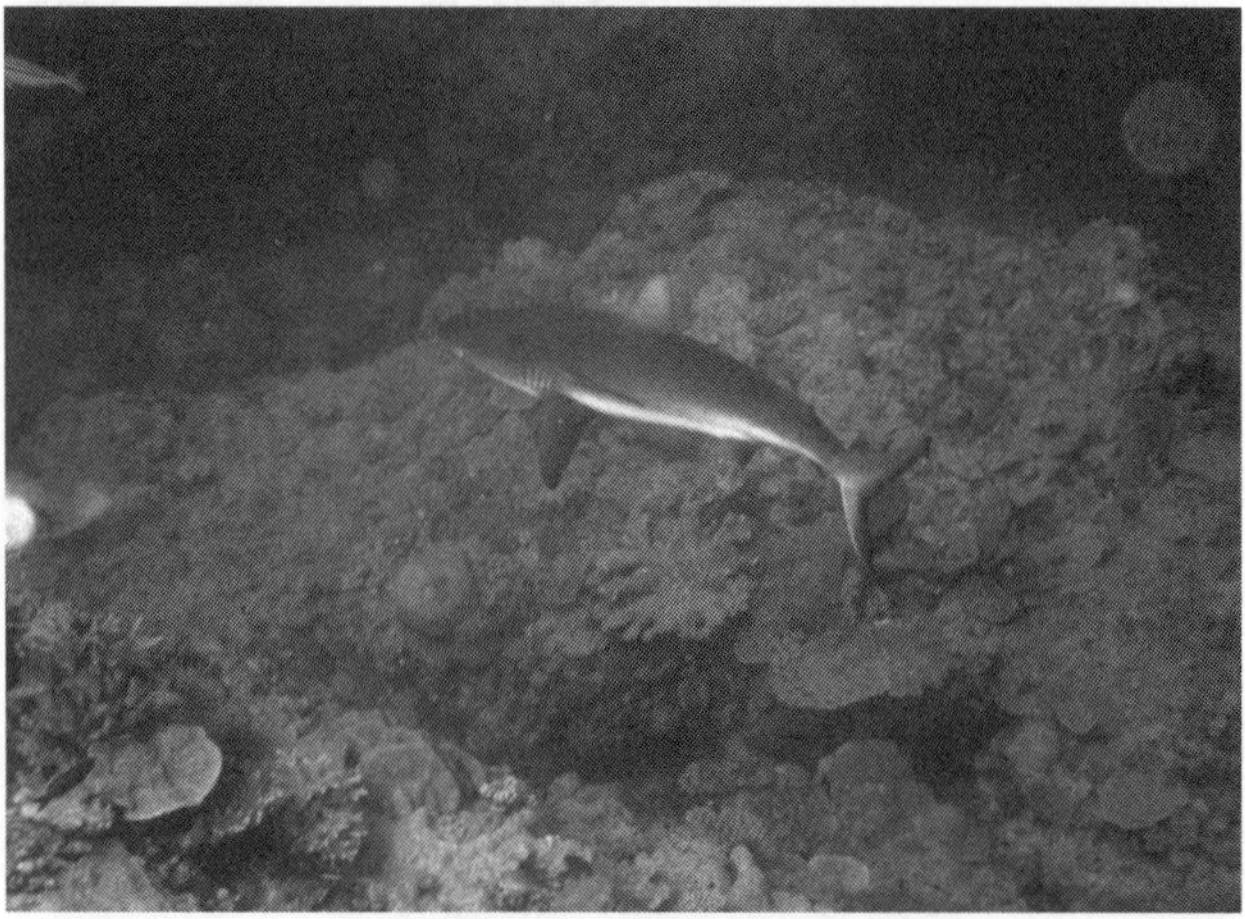

デイヴィッド・ローベンハイマーが魚突き中に撮影した、獲物を探すサメ（ニューカレドニア島沖）

ここからは、初版刊行以降に明らかになった、最も重要な研究成果を紹介したい。

4章と5章で、昆虫の栄養素ごとの食欲に関する私たちの初期の発見を紹介した。この種の研究にうってつけのモデル昆虫であるショウジョウバエの研究者たちが、先端分子生物学と神経遺伝学によってこの発見を検証し、ショウジョウバエの脳のマッピングと感覚反応の計測により、タンパク質欲が存在する脳回路の部位を特定することに成功した。

6章で説明した、人間の食物・エネルギー摂取を強力に駆り立てているタンパク質欲、いわゆる「タンパク質レバレッジ」の存在を裏づける証拠も、この3年間に続々と挙がっている。

タンパク質レバレッジの実在を確かめるための、入念に設計された対照実験（臨床試験）から得られた証拠もあれば、タンパク質レバレッジのメカニズムを調べる過程で得られた証拠もある。

タンパク質欲を制御する、「FGF21」と呼ばれる特別なホルモンの役割は、マウスとヒトの両方の実験で疑問の余地なく確認された。

人口保健調査の食品摂取量データを利用したいくつかの新たな研究からも、タンパク質レバレッジを裏づける証拠が得られ、タンパク質レバレッジが現実の世界に深く関係していることが確かめられた。タンパク質レバレッジは実験室にとどまらない、通常の食環境における人間のエネルギー摂取に影響をおよぼしているのである。

人口保健調査は、食事中の「どの」食品がタンパク質を薄めてタンパク質レバレッジを作動させ、エネルギーの過剰摂取を引き起こしているのかを特定するのにも役立っている。11章では、アメリカ人の食事でその役割を担っているのが、加工度の高い大量生産食品であることを示す研究を紹介したが、私たちのチームは新しい研究で、オーストラリアについても同様であることを明らかにした。

7章と8章で、中高年期に低タンパク質・高炭水化物食を摂ることが、長く健康的な生活に最適であることを示す研究をいくつか取り上げたが、これを裏づける新しい研究結果が発表されている。

私たちはマウスの大規模実験と人間の食事データによって、食事中の主要栄養素の種類と量の両方が重要であることを示した。低タンパク質・高炭水化物食は、炭水化物に難消化性デンプンと食物繊維が含まれる限り、健康的で、老化を抑える効果がある。だが**低タンパク質食が、ジャンクフードに含まれがちな、消化しやすく加工した炭水化物と組み合わされれば、代謝性疾患を招き、長寿ももたらさない。**

このことが、一見矛盾に思えることを説明する——低タンパク質食を摂っていると、タンパク質レバレッジのせいで食べる量が増えるが、寿命も延びる。低タンパク質食をたくさん食べること自体は悪いことではない——食事量の増加が不健康なカロリーの増加につながらない限りは。だがまさしくその通りのことが、低タンパク質のジャンクフードを食べるときに起こっている。

13章では、栄養ニーズが生涯を通じてどのように変化するかを示し、タンパク質レバレッジを理解することが、健康的な人生を送る助けになると説明した。一例として、乳児用ミルクなどの高タンパク質食は、タンパク質欲に干渉して、肥満のリスクを高めることがあると論じた。

私たちの新しい研究では、女性が更年期に太りやすくなる原因について調べた。ホルモンの変化が関係していることは、昔から知られている。だがこの研究では、多くの研究結果を統合して構築したモデルによって、**更年期のホルモン変化の最も重要な影響が、タンパク質必要量の増加であることが示された。**
タンパク質レバレッジによる更年期の体重増を防ぐには、食事中のタンパク質を増やせばよいことがわかった。

ここまでと本書で紹介したすべての研究を総合すると、食行動の原因と健康影響を考える際には、私たちの生物学的な仕組みの一部であるタンパク質レバレッジに特別な注意を払う必要があるのは明らかだ。

だが人間の食事に影響を受けるのは、個人の健康だけではない。私たちが最近の研究で、タンパク質消費量と食品の環境負荷との関係を調べたところ、動物性食品が豊富な食事は環境に有害だという結果が出た。

その一方で、動物性食品が超加工食品によって置き換えられれば、タンパク質比率の低下によって全体的な食事量が増えるため、食品生産と加工を増やす必要が生じ、環境負荷がさらに高まることもわかった。加工度の低い植物性食品が豊富な食事は、私たちの健康によいだけでなく、地球にとってもベストなのだ！

付録の
●**科学者がまとめる「栄養素」の話**
●**参考文献**
は下記 URL からダウンロードできます

https://www.sunmark.co.jp/book_files/pdf/4057-9_syokuyokujin.pdf

本書は、2021年1月に小社より刊行された
『科学者たちが語る食欲』を加筆・再編集したものです。

【著　者】
デイヴィッド・ローベンハイマー（DAVID RAUBENHEIMER, PhD）
シドニー大学生命環境科学部栄養生態学教授およびチャールズ・パーキンス・センター栄養研究リーダー。オックスフォード大学で研究員および専任講師を10年間務めた。世界中の大学や会議で講演を行っている。スティーヴン・J・シンプソンとの共著に『The Nature of Nutrition: A Unifying Framework from Animal Adaptation to Human Obesity』（未邦訳）がある。シドニー在住。

スティーヴン・J・シンプソン（STEPHEN J. SIMPSON, PhD）
シドニー大学生命環境科学部教授およびチャールズ・パーキンス・センター学術リーダー。主な受賞歴に王立昆虫学会ウィグルスワースメダル、オーストラリア博物館ユーリカ賞、ロンドン王立協会賞、オーストラリア勲章第二位など。イギリスやオーストラリアのメディアやテレビにたびたび取り上げられている。

【訳　者】
櫻井祐子（さくらい・ゆうこ）
翻訳家。京都大学経済学部経済学科卒、大手都市銀行在籍中にオックスフォード大学大学院で経営学修士号を取得。訳書に『シリコンバレー最重要思想家ナヴァル・ラヴィカント』（小社刊）、『CRISPR 究極の遺伝子編集技術の発見』（文藝春秋）、『1兆ドルコーチ』（ダイヤモンド社）、『NETFLIXの最強人事戦略』（光文社）などがある。

食欲人

2023年6月30日 初版発行
2023年7月15日 第5刷発行

著　者　デイヴィッド・ローベンハイマー、
　　　　スティーヴン・J・シンプソン
訳　者　櫻井祐子
発行人　黒川精一
発行所　株式会社サンマーク出版
　　　　〒169-0074 東京都新宿区北新宿2-21-1
　　　　電話　03-5348-7800
印　刷　中央精版印刷株式会社
製　本　株式会社若林製本工場

定価はカバー、帯に表示してあります。落丁、乱丁本はお取り替えいたします。
ISBN978-4-7631-4057-9 C0030
ホームページ　https://www.sunmark.co.jp